中医爸爸的
育儿锦囊

周明亮　著

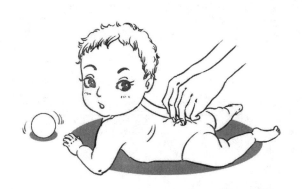

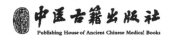
中医古籍出版社
Publishing House of Ancient Chinese Medical Books

图书在版编目（CIP）数据

中医爸爸的育儿锦囊 / 周明亮著. -- 北京：中医
古籍出版社, 2020.11（2025.3重印）

ISBN 978-7-5152-2179-3

Ⅰ.①中⋯　Ⅱ.①周⋯　Ⅲ.①中医儿科学—基本知识
Ⅳ.①R272

中国版本图书馆CIP数据核字（2020）第212719号

中医爸爸的育儿锦囊

周明亮　著

策划编辑	姚　强
责任编辑	李　炎
封面设计	韩博玥
出版发行	中医古籍出版社
社　　址	北京市东城区东直门内南小街16号（100700）
电　　话	010-64089446（总编室）　010-64002949（发行部）
网　　址	www.zhongyiguji.com.cn
印　　刷	北京市泰锐印刷有限责任公司
开　　本	710mm×1000mm　1/16
印　　张	15.75
字　　数	242千字
版　　次	2020年11月第1版　2025年3月第6次印刷
书　　号	ISBN 978-7-5152-2179-3
定　　价	48.00元

父母是孩子健康的掌舵者

从孩子出生那一刻起，父母便开始伴随孩子成长，对于这个突然闯入生活的小生命，父母最大的心愿就是希望他们健康平安，然而，初为父母的我们很容易感到茫然，因为孩子在成长过程中总是会面临各种各样的问题，这常常让我们感到心力交瘁。

其实，最让父母头疼的还是孩子的健康问题。有的父母觉得带孩子难、带孩子苦，就是因为孩子总爱生病，生病后自己又不知怎么处理。带孩子去医院，排队、挂号、看医生、吃药、打针，折腾下来，自己受累不说，孩子也很受罪。父母在养孩子的道路上负重前行，陷入一种无边的焦虑中……

在笔者的从医生涯中，每天都能看到焦虑的父母，仔细听他们的育儿经历，能感受到他们的不容易：有的孩子上次感冒刚好没几天，又开始发烧了；有的孩子一咳嗽就持续大半年，各大医院都跑遍了，就是得不到缓解；有的孩子长期消化不良，消瘦、矮小，运动功能差，去医院都不知道看哪个科……其实，有时候，最让父母头疼的反而是一些"小"病。

当父母为孩子的健康问题焦虑时，不知是否思考过现在的孩子为何病越来越多？其实，生活方式决定孩子的健康状态，而主宰孩子生活的是父母，怎样给孩子一个健康的生活方式，让孩子少生病，这是父母们最需要思考的问题。

人吃五谷杂粮，再怎么注意也难免生病，对于孩子来说更是如此。当孩子出现异常时，父母如果能第一时间观察到异常，就可以在疾病尚未真正形成时去调理，这样就不会让小问题积累成疾病。所以，父母有没有一双慧眼，能不能把握孩子生病的信号，是很关键的。

孩子生病了，父母其实也可以做很多，而不是只寄望于医院、医生。比如孩子上火了，一碗绿豆汤就是一个灭火器；孩子受凉了，泡泡脚一发汗，感冒就能在萌芽状态得到治愈；孩子大便困难了，父母用手给孩子揉揉肚子，肠蠕动加快就不至于形成顽固性便秘；父母也可以合理选择药物，让孩子免于药物的滥用……其实，父母多一种技能，孩子的健康就多一份保障。

健康不仅仅是身体上的，心理健康同样重要。现代社会，孩子的心理问题也很多，这些问题有时候比身体疾病更可怕。父母作为孩子心灵世界的主要缔造者，对孩子的心理健康往往负有不可推卸的责任。父母需要走进孩子的内心，给孩子创造一片心灵的净土。当孩子面临困境时，父母能给他们指引正确的方向，这样他们才能乐观面对这个纷杂的世界。

所以说，父母不要低估了自己的作用，在孩子的健康问题上，父母其实可以成为掌舵者。我们经常说"医者父母心"，如果父母都懂一些医学常识，特别是掌握一些中医育儿技巧，那么孩子们就可以免受很多病痛的折磨。

我作为一名中医，也是一个父亲，在我的育儿、治儿经历中，深切体会到父母对于孩子的重要性。每次给孩子看病，我都乐于向父母们传播一些中医育儿知识，可是，零散的口头讲解总是难以让父母们真正受益，所以，我想把自己的育儿、治儿心得总结出来，供父母们参考，这也未尝不是一种造福孩子的方式。

　　本书主要从中医角度出发，围绕孩子生活习惯的调整以及疾病的诊断、防治进行论述，为了增强实用性，尽量筛选一些对父母来说既安全又具可操作性的调养方式。然而，毕竟个人能力有限，有不尽完善之处还请各位家长朋友指正。希望本书能够对广大父母有所启发，能够化解家庭中因育儿问题而引发的矛盾和焦虑情绪，为孩子的健康成长助力！

目 录

第二章　孩子生病的信号，父母了解多少

第五章　孩子生病了，父母该怎么做

第一章

好的生活方式是健康的基础

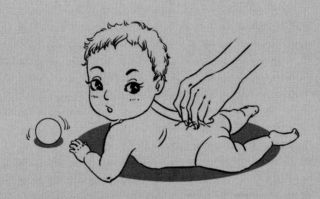

孩子的健康问题，归根结底，是生活方式的问题，几乎每一种疾病的发生都和孩子的不良生活方式有着密切的关系。如果想让孩子身体健康，父母们要先学会做"减法"，改正孩子一些不良的生活习惯，树立未病先防的育儿理念，这也是父母给孩子最好的礼物。

孩子的很多病都是吃出来的

我们经常说"病从口入"，一般的理解都是要注意饮食卫生，不干净的饮食容易诱发疾病，其实远不止如此，特别是对于孩子，可以说大部分疾病都和吃有关。

经常有父母带孩子来看病，有的病看上去和吃东西似乎没什么关系，如咽痛、咳嗽等，但我常常能通过病史追问，发现还是饮食先出了问题。很多父母就会觉得困惑，孩子得病不是病菌感染吗？和饮食有什么关系？

要说清楚这个道理，需要做一个比喻：假如把孩子比作一棵植物，那么饮食就好比浇水、施肥，有一天，叶子突然干枯了，大概率是浇水、施肥出了问题。中医认为脾胃为后天之本，意思是说孩子的脾胃就像植物的根系，植物的荣枯，取决于根系的营养吸收。浇水、施肥太少，植物营养不良；浇水、施肥太多，一样会出问题。

不良的饮食习惯有哪些

总结下来，现代儿童饮食问题大致可概括为"三过"和"三不"，"三过"指饮食过量、过偏、过细，"三不"指饮食不洁净、不规律、不专心。

一、饮食过量

做父母的总是希望把最好的给孩子，特别是在吃上面。现代社会物质生活极大丰富，如果孩子吃太多，超过了胃肠的消化能力，就会对胃肠造成损伤，"饮食自倍，脾胃乃伤"说的就是这个道理。很多孩子一段时间胃口特别好，父母就使劲给他吃，结果出现积食，之后胃口就越来越差，这就是脾胃受伤的结果。

另外，吃太多，如果能量供给超过身体所需，就会造成孩子肥胖。有数据统计，中国7岁以上的肥胖儿童多达3500万，这是一个非常庞大的数字。肥胖的孩子面临更多健康问题，如呼吸道狭窄、骨骼发育障碍、心理问题等。

所以，吃饭七分饱对孩子很重要，给孩子的胃肠一个转换空间，这样才是真正爱孩子。

二、饮食过偏

饮食过偏指五味偏嗜，是一种饮食结构的不均衡。有的孩子就喜欢吃肉或油腻食物，不爱吃水果、蔬菜，长期下来营养结构就会失衡，就会出现维生素缺乏、贫血等情况；有的孩子喜欢吃甜食，能量摄入过多，中医有"过甜伤脾"一说，过量的甜食会造成脾胃负担；有的孩子喜欢吃辛辣刺激的食物，滋生湿热，就容易上火引起咽痛、口舌生疮等……

也有一些孩子，父母提供的饮食过于单一，导致孩子的营养跟不上；同时，单一的饮食也会让孩子缺乏对食物的探索欲，长期下来就会导致食欲下降；另外，过于单一的饮食会让孩子的脾胃功能得不到锻炼，也会造成脾胃虚弱。

三、饮食过细

一些父母认为，给孩子吃得精细一些，有利于孩子的消化吸收，买了各种榨汁机、辅食料理机，大多数食物都打碎捣烂。蔬菜泥、果汁、营养米糊、鸡蛋羹……孩子吃的几乎都是糊状食物。到后来，很多父母发现，给孩子喂较大、较硬的食物时，孩子会直接就吐出来。

饮食过细，特别是常吃流质食物，孩子的咀嚼能力得不到锻炼，口腔和牙齿的发育也会迟缓；同时，食物没有经过充分咀嚼，就不能与唾液中的消化酶充分混合，这样反而加大了胃肠消化负担；最后，如果咀嚼能力没能得到锻炼，整个口腔、面部肌肉的协调性和灵活性都会受到影响，进而造成语言的发育迟缓。

四、饮食不洁净

饮食不洁净是指食用了不清洁或陈腐变质、有毒的食物，未经煮熟的食物，导致疾病的发生。很多零食含有色素、香精，也属于不洁净的范畴。

饮食不洁净，可引起多种胃肠道疾病，如呕吐、腹泻、腹痛、胃肠功能紊乱等；或引起某些传染病，如霍乱、痢疾、肠伤寒、肝炎等；还可引起肠道寄生虫病，临床可表现为腹痛、面黄肌瘦等。若进食腐败变质有毒食物，还可导致食物中毒，常见腹痛、吐泻，重者可出现昏迷或死亡。此外，还有的化学毒物，如农药污染或在食品加工中使用了对人体有害的化学物质，亦会使人中毒。

五、饮食不规律

饮食不规律指孩子的主餐没有固定时间。例如早餐有时6点吃，有时8点吃，有时9点吃，长期饮食没有规律，就会造成胃肠功能的紊乱。孩子饮食无规律主要还是家长的原因，有的父母工作比较忙，不能按时回家，就餐时间就被迫推迟；还有的父母自己没有规律的饮食习惯，特别是周末休息时，饥一顿饱一顿，也影响到了孩子。不规律的饮食是现代家庭中比较多见的问题，大家需要重视。

六、饮食不专心

有的父母对孩子就餐要求不严，孩子常常边吃饭边看电视，或者边吃边玩，结果孩子的注意力被分散，甚至根本忘了自己在吃饭，时间长了孩子就会形成不好好吃饭的习惯。有的父母性子急，见孩子吃饭磨蹭，就急切地抢过来喂饭，时间一长就养成了追着喂的毛病。

要想让孩子专心吃饭，父母就要做一个好榜样，吃饭时少说话，少看手机，可以听一些舒缓的音乐，同时规定一个就餐的时间，超过时间就不让孩子吃了，以示惩罚。

让孩子好好吃饭的方法

孩子不好好吃饭，是很多父母的苦恼，除去一些身体因素，绝大部分都是不良的饮食习惯造成的。然而，坏习惯的形成是长期积累的结果，想要矫正也非一朝一夕之功。习惯的养成有一个"星期规律"，即连续七天提相同的要求且严格按照要求行事，到第八天这种行为就会形成"自动化"，所以，父母想要孩子好好吃饭，纠正习惯也需要有足够的耐心。

一般而言，我们可以通过以下方式来养成孩子好的饮食习惯。

一、减少孩子的零食

不要以为给孩子多吃零食是爱孩子，孩子吃多了零食肯定不愿意按时吃饭，零食吃饱了，自然就不会好好吃饭了，而且养成吃零食的习惯，也不利于孩子的生长发育。所以为了孩子的健康，还是要尽量减少孩子的零食，即使要吃，最好也是在饭后少量吃。

二、多运动多消耗，产生内在饥饿感

很多孩子没有食欲，不是父母饭做得不好吃，而是孩子根本就不觉得饿。其实父母完全可以让孩子白天多运动，消耗掉足够的体能。这样孩子才会产生饥饿感有主动吃东西的欲望。家长自己应该也有这样的感觉，一天坐着不动，到饭点一点胃口都没有，因为有消耗才能有需求。

三、父母要成为孩子的榜样

由于小孩子的模仿能力极强，如果父母在饭桌上没有给孩子做出好的榜样，孩子自然会模仿父母。所以不管工作多忙，父母都要按时吃饭，并且吃饭时要专心，不要玩手机、看电视，这样孩子自然也会养成按时吃饭的习惯。

五、让孩子参与做饭的过程

可以带孩子上市场买菜、让孩子帮忙提回家、一起清洗水果……甚至可以询问孩子的意见，带孩子一起做饭，孩子不但能获得参与感，同时能了解一道菜从生到熟的过程，进而更愿意主动吃饭。通常父母喜欢美食，孩子一般食欲也不错；父母对吃饭很随意，孩子也很难"认真"起来。

六、为吃饭增添趣味性

有的父母总在吃饭的时候与孩子谈一些严肃的话题，比如学习成绩、做了什么不好的事情等。殊不知，当餐桌氛围过于紧张、压抑时，会让人的神经紧张、消化功能减弱，造成食欲不振，久而久之甚至会厌恶吃饭。所以，要尽量营造轻松的就餐氛围，让吃饭不再只是吃饭。另外，平时可以给孩子看一些有利于养成良好饮食习惯的书，如《肚子里有个火车站》《超级小厨师》等。

总之，饮食习惯关系儿童健康，应引起父母足够重视。从小培养孩子良好的饮食习惯是人生当中非常重要的功课，孩子一旦养成了良好的进食习惯，能自觉约束自己，对孩子的健康成长非常有利。没有规矩不成方圆。一开始就养成良好的饮食习惯，总比以后再去纠正不良习惯好。一旦孩子出现不良的饮食习惯，父母应该仔细观察孩子的一举一动，从他们的动作细节中察觉本质的原因，具体问题具体分析，然后再予以纠正。

孩子冷暖不自知

我们都知道，受凉会感冒，所以很多家长都害怕孩子凉着，天气一转凉，就迫不及待地给孩子加衣服，总是怕孩子冷，里三层外三层。家长爱孩子的心是可以理解的，但从中医角度看，很多时候孩子的感冒不是穿少了，而是穿多了。穿多以后，毛孔打开排汗，这才给了风寒邪气可乘之机。

孩子的冷暖，父母该怎么把握呢？"有一种冷，叫妈妈觉得冷。"我们经常用这句话来调侃父母以主观意愿来思考孩子的需求。事实上，做父母的也很难，因为对于大多数孩子来说，冷暖意识比较差，需要父母来掌握。

了解孩子的冷暖需求

对于孩子的冷暖需求，宋代著名医家陈文中的《小儿病源方论》有很明确的论述，总结下来叫"三暖二凉"原则："三暖"即"背暖、肚暖、足暖"，"二凉"指的是"头凉、心胸凉"。

背暖——尤其要注意孩子背部的保暖，因为人体背部有许多腧穴，都有重要的生理功能。如肺俞穴感受风寒，会使人汗毛耸立、皮肤腠理闭合，排汗受阻，热量不能有效播散，就会出现发热、咽痛等症状。因此，若孩子活动后大汗淋漓，一定要及时擦去汗水，并更换湿衣，以防受凉。

肚暖——古人有"肚无热肚"一说，意思是应该让孩子的腹部暖和一些，不要让腹部受凉。肚为胃之所也，胃肠暖才能消化食物。如果腹部受凉，会造成脾胃虚弱，从而引起食欲不振或者消化不良、腹泻等。从解剖结构看，人体肚脐处没有脂肪层，保温效果差，温度低时，肚脐就会先感知到冷，进而诱发胃肠的应激反应。所以，平时要注意孩子的腹部保暖，特别是夜间睡觉时，小宝宝最好穿连体衣，大一点的孩子要穿宽松一点的睡衣，保护好孩子的肚子。

足暖——俗称"寒从脚下起"。中医认为，足为胃经、脾经、肾经、肝经之所在，孩子脏腑娇嫩，元气易虚，足暖才能保证肢体末端经络运行和气血流通。一旦足部受凉，寒气就会上传脏腑，进而出现尿频、遗尿、腹泻、恶心、呕吐等症状。所以要注意孩子足部的保暖，尽量不要让孩子光脚在地上跑。

头凉——古人有句话叫"头凉不生病"，意思是头部要凉，不能热，否则容易生病。儿童经由体表散发的热量，有1/3来自头部，头热容易导致心烦头晕而神昏，就是中医所说的上火，所以，一定要保证孩子头部散热良好。中医认为，头顶的百会穴是人体的阳气汇聚之所，即诸阳之会，所以头部喜凉恶热。然而，头凉并不意味着任何时候都不戴帽子，在严寒的冬季，小宝宝出门时就一定要戴帽子御寒，不过帽子的厚薄需要由父母灵活把握。

心胸凉——中医认为，心属火，若热邪侵体，再穿着过厚，内外俱热，轻则会让孩子口干舌燥、腮红面赤，重则高热甚至惊厥。因此，孩子的衣着不要过于厚重，衣领不宜太高，不能捂得太紧，否则会压迫胸部，影响正常呼吸与心脏功能，还容易造成孩子心烦与内热。

夏天不要让孩子患上"空调病"

现代科技越来越发达，各种各样的高科技电子产品在生活中日益常见，给生活带来了很多便利。到了夏天，很多家长怕热着孩子，就早早地把空调打开，其实这是不对的。因为，从中医角度讲，夏天是人体湿热最盛的季节，孩子的身体内也容易滋生湿热，这时，适当排汗既利于身体湿热的排出，也锻炼了孩子体温中枢的调节能力。所以，夏天不要过早地开空调，否则湿热存积在身体里，一旦"满"了就会通过身体的孔窍往外排，出现感冒、咳嗽、流涕、湿疹等问题，这些都属于"空调病"的范畴。

若气温实在太高（32℃以上），再考虑开空调。但要注意空调房的温度不宜过低，一般保持在26～28℃，也就是恒温27℃左右。温度忽高忽低，孩子反而容易感冒。孩子在空调房里，尽量远离空调玩耍。带孩子外出回来，一定要先擦干汗，再进空调房，以免感冒。另外，孩子睡醒前一小时要把空调关掉，因为儿童的体温调节中枢和汗腺器官发育都不完整，调节能力不强，适应过程慢，容易患上呼吸系统疾病。最后，一定要定期清洗空调滤网，避免有害的细菌和气体进入孩子的身体。

冬天警惕孩子得"暖气病"

夏天有"空调病"，冬天有"暖气病"，相比之下，家长更容易忽略后者，因为暖气对孩子的影响是一个渐进的过程，不易察觉。寒冷的冬季由于室内有暖气，许多父母经常紧闭门窗，不注意通风换气，导致室内空气干燥、流通不畅，孩子就会出现烦躁不安、鼻咽干燥、头晕眼花、软弱无力等症状，这些都属于"暖气病"的范畴。

控制好居室温度是应对"暖气病"的关键。通常，室温18～24℃最适宜。此外，还要注意定时开窗通风，不仅能控制室内温度，还能起到流通空气的作用，避免引发呼吸系统疾病。通风最好是早晚各一次，每次不少于半小时。在控制好居室温度后，还要注意保持室内湿度。除了使用加湿器、在床前摆盆水来加湿外，在室内多养些绿色植物，也是一个不错的办法。让孩子多吃一些具有滋阴效果的食品，如芝麻、萝卜、番茄、豆腐、银耳等，也可以预防"暖气病"，同时要避免给孩子吃辛辣食品，以免加重症状。另外，因为孩子活动量大、易出汗，即使在暖气屋里，也要防止孩子因为受凉感冒。最后要注意，进入暖气房间不要一下就把孩子的厚衣服脱掉，外出时更应注意增添衣服保暖。

归根到底，随着孩子的成长，我们最终还是要锻炼孩子对温度的感知能力和对寒热的适应能力，不能一直由父母把控。有的孩子，从小到大，因为有父母的全程监控，没有锻炼自我调整能力，热了不知减衣，冷了不知添衣，这样也容易引发健康问题。生活中，父母可以通过诱导、鼓励的方式，让孩子自己穿脱衣服，养成好习惯，学会自我调整，培养对寒热的应对能力。

晚睡对孩子的伤害，父母一定要重视

现在很多孩子睡觉都比较晚，特别是节假日，经常一直熬到晚上11点多才上床，第二天早晨又赖在床上不肯起来。不要以为孩子晚上少睡白天可补上，其实，白天、晚上的睡眠质量是大不相同的。

2017年诺贝尔生理学和医学奖颁发给了三位美国科学家，他们的发现解释了植物、动物和人类如何通过调节生物节律，与地球旋转实现同步。他们的研究结果提示我们：当我们的生活方式总是和我们身体内部的"计时器"作对时，患上各类疾病的风险就会增大。

生命就是一盏灯，如果我们不懂得适时关小火焰，那么很快就会油尽灯枯，睡觉休息就是关小火焰的过程。对于孩子来说，晚睡对身体的伤害可能伴随一生，父母们一定要重视。

孩子晚睡带来的弊端

一、易影响身高

从中医角度看，熬夜容易耗伤肾精，而肾主骨，骨骼的成长受肾精支配。现代医学表明，人脑中下丘脑组织能分泌一种促进儿童发育的生长激素，主要在夜间10时至凌晨1时分泌。人体在进入熟睡后60～90分钟，生长激素分泌明显增加，占全天总分泌量的1/2～3/4。孩子长期晚睡，必然影响生长激素的正常分泌，对身体发育不利，尤其是身高。

二、引起孩子性早熟

笔者接触的性早熟案例，基本都和晚睡有直接关系。中医认为"卧则血归于肝"。熬夜，肝血不能及时回归，就会引起肝火旺盛，诱发"天癸"（中医对生育机能的代称）早至。现代研究也发现，孩子接受的夜晚光源太多会使性发育提前。夜晚入睡后，人体会分泌一种名为"褪黑素"的物质，其主要作用就是调节人体内分泌水平，抑制身体发育速度，不让其像白天般快速增长，从而达到平衡。而晚睡后褪黑素分泌不足，自然会导致提前发育。

三、易影响智力发育

熬夜会耗伤肾精，我们常说"精、气、神"，精不足，孩子的气就无法正常运转，表现于外就是神不足，上课就容易昏昏欲睡，影响智力发展，并导致学习成绩下降。睡眠良好的孩子必然有一个健康的精神面貌，精力充沛，对未知世界充满强烈的探索欲。孩子的大脑活跃，对创造力、记忆力也有很好的促进作用，这也是为什么我们经常觉得那些精力充沛的孩子看起来更机灵。

四、易使免疫功能下降

夜间充足的睡眠不仅能消除疲劳，还能提高人体抵御病邪的能力。迟睡的孩子因为没有好好休息，可能出现精神不振、食欲降低、体重减轻、全身乏力等症状；晚睡会引起孩子的黏膜充血，更容易出现一些过敏性疾病，如过敏性哮喘、过敏性鼻炎等。另外，我在临床中发现，很多孩子的抽动症都和晚睡有直接关系，因为大脑没有得到充分休息，就易出现被动亢奋，导致异常放电，进而造成肌肉的抽动。中医有句话叫"正气存内，邪不可干"，充足的睡眠正是正气充足的保证。

培养好的睡眠习惯很重要

一、要为孩子创造一个温馨的睡眠环境

保持卧室的安静，排除电视或其他嘈杂声音的干扰。睡前避免让孩子看刺激恐怖的电视节目或吃太多东西、做太多运动，更不要在睡前训斥孩

子。总之，晚上尽量不要让孩子太兴奋，要形成"日落而息"的身体节律。

二、要让孩子从小养成按时作息的习惯

日常生活中，父母要根据孩子的年龄，合理安排每天学习、游戏、饮食和睡眠的时间，并要相对固定，形成习惯，不要随意改变。对于"夜猫子"式的孩子，早上不许赖床，白天也不要睡太多，让他多参加户外活动，增加运动量，到了晚上自然就更容易入睡。

三、父母要以身作则

父母是孩子的第一任老师，孩子的很多习惯其实都是跟父母学的。如果父母经常熬夜，孩子也会下意识地跟着一起熬夜。如果没有什么特殊的事情，或者没有工作必须加班的话，父母就尽量早点睡觉。如果有事情需要加班，也要把孩子先哄睡了再说。

四、对于已形成晚睡习惯的孩子，父母要给予更多的耐心和爱心

如果一开始孩子不习惯早睡，可以让他安静地看一会儿书，或听一段舒缓的音乐，慢慢适应早睡。另外，睡前喝一小杯牛奶，也有助于尽快入睡。

好的排便习惯是健康的保证

老一辈的人喜欢给孩子"把屎""把尿"，遭到了很多年轻父母以及医生的反对，认为这些方法容易导致孩子脱肛、脊柱变形等，这也是隔代育儿容易诱发的家庭冲突之一。但是，这些"老传统"真的就是有百害而无一利吗？其实，从排便习惯培养上看，似乎也有一定的道理。

经常有父母带着孩子找我看遗尿、便秘的问题，我诊查发现孩子身体状况良好，并没有实质性的问题，再去追溯病史，最后问题都落在了排便习惯上：有的父母为了自己和孩子方便，一直给孩子使用尿不湿，没有在关键的时期训练孩子的排尿意识，就会出现孩子尿床的情况；有的孩子因为忙于玩耍、学习等，开始憋大便，就像耐饿能力可以被锻炼出来一样，憋大便能力也会变得越来越强，慢慢就出现便秘的问题……

大、小便是身体的主要代谢废物，及时有效的排泄对于身体健康极其重要，作为父母，有责任帮助孩子养成好的排便习惯。

养成好的排尿习惯

训练孩子排尿应从婴儿时期做起。半岁就可以开始尝试"把尿"，只是要注意方法。很多宝宝睡觉的时候尿不湿通常是干的，睡醒了他才会尿尿。半岁后宝宝的头能比较稳定控制，"把尿"时脊柱也不会明显弯曲了，只要让宝宝靠坐在家长身上，基本呈坐姿，双腿轻微分开即可，避免宝宝屁股下坠、双腿分开很宽等姿势。每天的"把尿"时间和次数要注意！每天有三次机会可以给孩子"把尿"：早上睡醒、上午睡醒、下午睡醒，其他时间一定不要"把尿"。而且"把尿"时间要短，若是一分钟左右宝宝不尿就算了。

2～3岁幼儿的小便还不能完全自理，常因玩得太高兴憋不住尿而撒在身上。因此，应随时注意孩子的神态，告诉他们不要憋尿，小便后可以玩得更痛快，但不要逼孩子定时坐盆排尿。

4～6岁的儿童，要训练他们按时小便的习惯。到了排尿的时间，即使尿量不多，只要有尿意，就要解小便。但不要在短时期内频繁催促孩子小便，这会使他们的膀胱容量得不到应有的增大，同时，也会使孩子的心理一直处于紧张状态，唯恐自己尿裤子而受到父母责备，甚至出现夜间遗尿的情况。

不满2岁的幼儿，不必训练其夜间排尿控制能力。2岁以后，要求孩子临睡前解一次小便，半夜2点左右叫醒孩子再解一次小便，这样，一般可以维持到次日清晨而不尿床。5岁以后夜间仍遗尿的孩子，大多数膀胱容量较小，所以对2～3岁孩子进行白天排尿控制力训练时，要设法延长他们的排尿间隔时间，以扩大膀胱的容量，可有效预防遗尿症的发生。

养成好的排大便习惯

对于半岁以内的婴儿，无须特殊的排大便训练，但父母要及时关注孩子将要排便的反应，比如睡梦中突然睁开眼睛、全身扭动或踢腿、突然哭闹等，这时候需要给孩子一个安静、稳定的环境，不要挑逗或晃动宝宝，以免孩子排便不专心。

对于半岁到一岁半的幼儿，如果孩子存在大便不规律的问题，可以适当把一下大便。现在有很多观点认为不能给孩子把大便，怕引起脊柱变形或脱肛，但这是由于不正确的姿势或时间过长引起的。正确的方法是让孩子坐在大人的腿上，保持上半身的直立，同时如超过5分钟还未排便，就要停止。适当地把大便可以帮助孩子形成规律的大便习惯，只是需要注意方法。

对于一岁半到3岁的孩子，可以进行自主排便训练。时间一般选择在饭后半小时，比如早饭或者晚饭后的半小时。让孩子坐到适合他身体高度的马桶上，要求脚是着地的，而且膝盖是略高于臀部的，这样的姿势有助于肌肉的用力。训练的时间不能太长，5~10分钟即可，训练的时间太长，容易造成肛周局部肌肉的疲劳，反而难以养成排便的习惯。

对于3岁以上，特别是已经上幼儿园的孩子，需要先培养孩子在固定的时间排便，最好是在早餐后进行排便。还要让孩子多运动，长期坐着不动不利于胃肠蠕动；同时要注意饮食，每天要保证一定的喝水量，要多进食新鲜的蔬菜水果，因为富含粗纤维的食物可以促进肠蠕动，避免吃辛辣刺激的食物；最后，嘱咐孩子有大便千万不要憋着，并及时询问孩子是否有大便；也要注意孩子排便时不要让他分心，如看书、看动画片等，这样容易引起便秘。

所以，年轻的父母们在面对老人"把屎""把尿"的时候，不要一味地用"科学"来批判他们，而是掌握一个度，既要避开一些误区，也要思考这些"老传统"背后是否有一定的道理，这样就不至于引发育儿理念的冲突了。

生命在于运动，但不能折腾

生命在于运动，这句话对孩子来说尤其适用。孩子就像春天的嫩芽，处于蓬勃生长的时期，合理的运动能够激发内在潜能，锻炼孩子的身体协调能力，促进肌肉、骨骼、神经的发育。中医认为，运动能够升发阳气、促进气血运行，对每一个孩子来说都很重要。

然而，孩子的运动需要讲究方法，并不是越多越好，需要根据不同年龄、身体状态选择合适的运动形式、运动量、运动时间以及良好的运动环境。为了让孩子有一个健壮的身体，一些父母过早、过多地让孩子从事某些健体运动，殊不知有些健体运动不仅不利于孩子身体的锻炼，反而容易对身体造成伤害。

不要让孩子做超负荷的运动

儿童骨质比较脆弱，容易受伤。过重的训练，特别是能量消耗大的运动会使儿童营养摄入入不敷出，骨骼生长速度减慢，妨碍正常的生长发育。

有的孩子超过一岁还不会走路，家长就人为地牵着孩子逼孩子走，这样反而会让孩子对走路形成反感情绪，同时在孩子骨骼、肌肉条件还不足的情况下，过度运动会造成骨骼畸形，反而害了孩子。

孩子6岁前不适合长跑、爬山等一次性长度超过2000米以上的运动，6～12岁不适合2小时以上的徒步走。

10岁以下儿童不宜玩碰碰车，由于其肌肉、韧带、骨质和结缔组织等均未发育成熟，非常脆弱，受到强烈碰撞容易造成扭伤和碰伤。

儿童不宜进行拔河比赛，因为幼儿的心脏还在发育中，当肢体负荷量增加时，心脏容易疲劳，不能负担像拔河这样的大力量对抗。

倒立、举重等运动会使肌肉持续处于紧张用力状态，孩子肌肉不发达，长此以往很容易导致肌肉劳损。同时，这些运动会压迫脊柱、腰椎、胸椎，影响孩子生长发育。

要根据孩子的爱好选择运动形式

当孩子不喜欢一项运动或者处于情绪紧张的情况下，肌肉更容易发生痉挛，也就更容易受伤。中医认为，紧张情绪容易引起肝气郁结，而肝主筋，情绪紧张时筋脉更加拘急，就容易发生一些问题。

有的孩子喜欢滑冰，有的喜欢跳舞，有的喜欢踢足球。运动本身需要精神上的愉悦，父母需要根据孩子的特点发掘他的潜能，培养他对运动的兴趣。可以利用周末的时间带领孩子尝试一些体育项目，看看他对什么感兴趣。需要注意的是，由于孩子身体条件不同，所适合的运动项目也不尽相同，所以前期要通过比较和考量，帮助孩子选择他喜欢同时又适合他的运动非常重要。

运动时间很关键

人体活动受"生物钟"控制，按生物钟规律来安排运动时间，对健康更加有利。上午人体体温较低，关节和肌肉最为僵硬，所以适宜从事一些强度较小的运动。下午是强化体力的好时机，此时的肌肉承受能力较其他时间高出50%。黄昏特别是太阳落山后，人体运动能力达到最高峰，视、听等感觉较为敏感，心跳频率和血压也上升。睡前3～4小时运动强度不宜太大，有的父母白天上班没时间陪孩子，晚上带孩子夜跑，这是很不好的。因为晚上运动容易耗散阳气，同时容易受凉感冒，并且夜间运动会让孩子身体兴奋，不利于睡眠。

选择合适的运动环境

空气是人们天天接触的物质。氧气占空气总量的1/5，跟人类关系最密切，是人的生命不可缺少的物质。在体育活动场所的周围，最好没有工业废气、尘埃及吸烟出现的烟雾等，因为它们均能降低运动能力并有害健康。

环境的温度和湿度对运动都是有影响的。气温过高，运动出汗过多，就可能发生脱水现象。在烈日下进行耐力性项目运动，会使孩子学习能力下降，过早出现疲劳状态。当体温升高超过一定限度时，会引发中暑。在寒冷的环境中运动，要消耗更多热量，人体为了维持一定的体温，可能产生寒战和不适。

除选择良好的运动场所外，保持饮食、住宿卫生，调节室温和通风，常洗澡、换衣、晒被等，也是保持并创造良好运动环境不可忽视的重要方面。

太爱干净的父母养不好孩子

有了孩子之后，父母们都很注意卫生问题。我的一个朋友，平时带孩子出去玩的时候，都不舍得让孩子下地，一直让他坐在婴儿推车里，担心公共场所卫生条件差，让孩子沾染细菌。我还接触过一个宝妈，每天都用酒精把家里的家具、玩具都擦一遍，说这样就没有细菌了，孩子不容易生病！事实上，这两个孩子的身体都不好，特别爱生病。

在孩子的成长过程中，太爱干净的父母，往往养不好孩子。俗话说"不干不净，吃了没病"，其实也是有一定道理的。人体的免疫力并不是从营养中直接获得的，而是依靠人体内外的各种抗原刺激，激发机体免疫系统产生的。这些抗原中就包括各种病原微生物（如病毒、细菌等）的组成成分和代谢物。没有它们的刺激，人体就不能获得特异性的免疫力。

生活环境不要太干净，是为了增强孩子对家庭以外环境的适应能力。当极少量的细菌、病毒反复刺激机体后，免疫系统就会针对它们产生相应的特异性抗体。当有大量的细菌、病毒侵入时，免疫系统就可以迅速地动员起来，做到针对性防御。这些极少量的细菌、病毒相当于给人体打了"疫苗"。如果人体内外环境长期处于"干净"状态，一方面，不能动员人体的正常防御系统，另一方面，导致人体的防御系统长期处于"休眠"状态，引起免疫系统功能紊乱，不能识别"侵入者"或者"敌我不分"，造成各种错误的免疫排斥，也就是现在常见的各种过敏反应。

我回农村老家，发现村里的孩子身体素质普遍比城里的孩子好，特别是过敏的孩子少，这和接触的外环境有很大的关系。农村的孩子，从小被蚊虫叮咬，长期如此，反而练就了强大的免疫力，被蚊子咬就一个小小的印子，过会儿就消了；而城市的孩子，从小被保护得很好，长大后，稍不注意被蚊子咬一口，就会红肿甚至溃破感染。其实，蚊虫就好比是大一点的病菌，孩子偶尔被咬了父母也不必过度紧张，保护得太好对孩子并不是好事。

另外，要注意的是，人体中的细菌绝大部分都是益生菌，我们的身体正是依靠这些细菌才能正常运转。孩子生病了，父母总是想着赶紧用抗生素把病菌全部杀死，但过度使用抗生素会引起胃肠菌群的失衡，反而大大损伤孩子的胃肠功能。所以，在运用抗生素时，还是要谨慎，需要专业医生的综合评判，千万不能做"杀敌八百，自损一千"的事。

当然，也不是说脏的环境对孩子就好，关键是把握一个度。对于孩子的餐具、玩具等，需要经常清洁，但最好不要使用消毒水，擦桌子、拖地的时候也一样。大量使用消毒水不仅会杀死有害菌还会杀死有益菌，另外，消毒水充斥着家庭的每个角落，也就增加了孩子接触化学物质的机会，反而对孩子的身体产生危害。

多让孩子接触树木、花草、泥土、动物，孩子才能与自然环境相融合，才能更好地适应环境的变化。不要为了所谓的"干净"，让孩子丧失对环境的适应能力。

为什么要让孩子晒太阳、接地气

有父母问我：我们在饮食上已经很注意了，为什么孩子还总是上火？还有的父母反映说孩子一边上火，一边手脚凉、胆子小、没有活力。面对这种种矛盾，很多中医也感到费解，一边有怎么灭都灭不掉的"火"，一边有怎么提也提不起来的免疫力（阳气）。

仔细想想，近几十年来，孩子生活最大的改变就是与自然环境的隔绝，我们都把孩子当大棚蔬菜养了。常言道，儿童是祖国的花朵，是早上七八点钟的太阳。但如果儿童是无土栽培、没有晒过太阳的花朵，必然更脆弱，更经不起风吹雨打。

人生于天地之间，是自然的一部分，对自然环境的适应能力反映了生命力的强弱。太阳是最大的能量来源，而土壤是我们的立身之本，切不可让孩子失去这两样最重要又最廉价的保健品。

晒太阳可以培固孩子的阳气

在自然环境中，一般是火焰往上跑，水往低处流，但有了太阳的照射，热量从上往下走，同时会蒸腾水汽从下往上升，这就形成了自然界的水火交融与平衡，就是水火既济，所以说"万物生长靠太阳"。在人体中，道理也一样。心脏五行属火，就像太阳一样将热量布散全身；肾五行属水，有了阳气蒸腾气化水液才能正常代谢。人的内在循环也需要水火既济，也就是心肾相交，这样才能维持身体的内在平衡。

晒太阳最大的好处就是培育阳气，促进身体的内循环，帮助身体排泄代谢产物。《内经》中说："阳气者若天与日，失其所则折寿而不彰。"意思就是说，人的阳气是生命力的直接体现，人没有了阳气，就像是地球没有了太阳，也就没有了生命。

现代医学研究表明，晒太阳可以促进维生素D合成，进而促进钙质吸收，同时太阳光中的紫外线具有杀菌作用，红外线可以促进血液循环。现代人都提倡补钙，但如果没有太阳的催化促进维生素D合成，补钙反而成了身体的负担。

尽管晒太阳好处多，但也要讲究方法，就像烤火能取暖，但靠太近也会烧伤，凡事都要掌握好一个度。对于孩子来说，早晨的太阳温暖而又不至于太过炽热；要多晒后背，因为背为阳，循行有督脉和膀胱经；同时要注意环境温度，风太大、天太冷都要做好防护。有人说隔着玻璃晒太阳没用，因为玻璃会过滤掉紫外线，但太阳的作用不仅限于此，风大天冷隔着玻璃晒太阳也是可以的。另外，晒太阳要及时补充水分，穿透气性好的衣服，防止晒伤或脱水。

接地气可以滋养孩子的阴血

老一辈的人经常说人要"接地气"，但是要问他为什么，很多人都说不出所以然。记得小时候住的老房子，地面都是夯实的土，夏天光脚在地上跑，柔软而清爽。现代儿童接触土的机会越来越少，城市化把孩子都关在了钢筋水泥的森林里，地面换成了水泥、瓷砖、木板，总感觉少了点"土"味。

土为万物之母，我们喝的水、吃的食物都是土地里孕育出来的，土在五行中居中间位置，不偏不倚，看似平淡无奇，却是万物的主宰。历代君王都以"土"自居，黄帝之所以是始祖，因为黄色就是土的主色，是至尊色。

中医说脾属土，意指消化系统接受的是土地的赠予，也主宰了我们的身体，所以有"脾为后天之本"之说。对于孩子来说，脾胃的重要性不言而喻，脾胃一伤，百病骤起。多接触土壤可以促进孩子的脾胃功能，让孩子与自然环境更好地融在一起。同时，土能容万物。很多孩子老上火，正是因为没有利用好土的引热下行的作用。

现代医学研究表明，土壤中含有各种各样的微生物，多接触土壤可以锻炼孩子的免疫力，同时土壤里还有多种人体必需的微量元素，所以才会有"不干不净、吃了没病"的老话。另外，农村孩子很少患过敏性疾病，和土壤的接触关系也很大。

美国有一本书叫《EARTHING》（中文版叫《接地气不生病》），获得过全球健康类图书最高奖项"鹦鹉螺"奖。作者是一名电工，他发现自己靠近冰箱血压会升高。通过检测发现，人体不接地会引起静电堆积，从而影响人体的生物电，很多人的失眠、烦躁也是因此而起。作者认为地球是一个大的蓄电池，人好比一个电器，不接地人就失去了最大的能量传递渠道。

所以，多晒太阳、多接触土壤可以帮助孩子融入自然环境，增强孩子对环境的适应能力，同时可以借助自然的力量来维护孩子的健康。我们不要把孩子养成脆弱的大棚蔬菜，更不要让孩子成为没有生命力的绝缘体。

保护好孩子眼睛，从生活点滴做起

随着学习负担的加重、电子产品的普及，近视眼、斜视、弱视的发病群体越来越年轻化。很多小学生都戴上了眼镜，大一点的孩子戴眼镜的就更多了，这已经成了一个社会现象。我经常看到一些父母为了"安抚"孩子的情绪，就把手机或iPad扔给孩子玩，这种做法其实是伤害孩子眼睛的罪魁祸首。

孩子从出生到视觉功能成熟要经过一个发育过程，正如身体会长高一样，视力也是随着年龄增长逐渐发育的。0~3岁称为关键期，3~10岁称为敏感期，12岁左右视觉功能发育成熟。如果儿童过了视觉发育的关键期和敏感期才发现问题开始治疗，再想恢复视力就相当困难了，即使投入再多的时间、精力和财力也无济于事。因此，父母要重视这两个阶段孩子的视力保健，杜绝各种影响视觉发育的因素，促进孩子视觉发育；如果发现问题，应抓紧时机，及早纠正。

损伤视力的原因

第一，用眼时间过长。

中医有"久视伤肝"一说，肝血不足就会引发视力问题。很多小孩平时都有看电视或者看电脑的习惯，而且会长时间的观看，这样就容易引起眼睛疲劳，损伤正常的眼部视力，长此以往眼睛就会受到损伤。医学专家建议，2岁以内的孩子不要看电视和其他电子产品，2~5岁的儿童看电视的时间不宜超过半小时。可是，现实生活中，能很好地控制孩子看电视时间的父母很少，因为很多父母自己不能以身作则，父母就是电视控、手机控，孩子怎能养成好的用眼习惯呢？

第二，过多摄入高糖、油炸及煎烤食品。

中医认为，这些食品容易滋生内热，而内热旺盛容易引起眼底充血。我们看见孩子眼睛红，就知道是上火的表现。现代医学也认为，摄入过多的甜食之后，会降低人体内钙元素的含量，从而引起视网膜弹力减退，这种情况也会导致眼镜的度数加深。

第三，光线影响。生活中可能会受到环境因素的影响而伤害到眼睛，比如墙壁过亮、光线太暗、黑板反射不均匀等，这些因素都会无声无息地影响孩子的视力。

第四，坐姿不良。读书写字的时候，如果不注意正确的坐姿或者桌椅高度搭配不合适，就会对眼睛造成损伤。

第五，睡眠不足。《内经》云"人卧血归于肝""肝开窍于目"，现代医学研究证实，睡眠时进入人体肝脏的血流量是站立时的7倍，睡眠不足导致肝脏的负荷加重，就容易耗伤肝血，而肝血不足，就不能滋养双目。

第六，情绪紧张或压力过大。现在的小孩每天都在不停地上各种学习班和辅导班，还有的家庭关系紧张，孩子长期承受着过大的心理压力和学习压力，会造成肝气郁结，也会加重视力问题。

第七，家族遗传。近视也具有一定的遗传性，尤其是父母双方有高度近视的情况下，孩子就有一定的概率会出现近视。所以，本身有近视问题的父母，更加需要关注孩子的视力。

保护视力的"五项纪律"

第一，养成科学用眼"三个一""三不要"。在日常的学习过程中，要求孩子养成眼睛距离书本一尺、手距笔尖一寸、胸距桌沿一拳的"三个一"的读写习惯。牢记看书"三不要"：不要在阳光直射或暗弱光线下看书，不要躺着、趴着看书，不要在行走的车厢看书，同时要注意持续用眼如看书不超过1小时。

第二，每天"目浴"阳光。长期注视单调的颜色容易引起视觉疲劳，如果每天能有2小时、每周坚持10小时的户外活动，多看远山和绿色植物，近视发生比例就会明显下降，近视加重机会也会明显减少。

第三，饮食均衡，睡眠充足。学龄前和学龄期孩子，身体正处于发育阶段，眼睛也处在发育阶段，需要充足的营养供给。因此不要让孩子挑食偏食，少吃甜食和垃圾食品，保证营养均衡。另外，要保证充足的睡眠，睡觉可以让眼睛得到充分的休息，足够的睡眠才能缓解视力疲劳。

第四，注意情绪舒畅，避免紧张和抑郁。保持快乐、舒畅的心情，才能让身体的气血调达，肝血上达于目，双目才能炯炯有神。

第五，坚持做眼保健操。眼保健操是根据中医理论，通过对眼周穴位的按摩，达到缓解视觉疲劳的效果。有人说提倡做眼保健操很多年，孩子的视力问题没减轻，反而越来越重了，说明眼保健操没有用。这种论断是很片面的，要知道，十年前的孩子相比现在的孩子，所用的电子产品少，学习压力也小很多，所以，父母应鼓励、引导孩子认真做眼保健操。

别让脊柱侧弯影响孩子一生

每个第一次来找我看病的孩子，我都会习惯性摸摸他的脊背，看看脊柱是否有偏斜、肩膀是否有高低。近年来，我发现儿童脊柱不正、形体偏歪的现象越来越多，而且发生这种情况的孩子年纪也逐渐偏小。形体脊柱的发育直接关乎儿童的成长，如果小朋友左右肩膀高低不齐、自由散漫没有"坐相"，或总说腰背疼，父母一定要提高警惕，有可能是孩子的脊柱发生了问题。

能用手摸出来甚至能用肉眼直接看出来脊柱的弯曲，那么弯曲度一般都在30%以上了，已经耽误了治疗的最好时机，所以父母可以通过一个简单的弯腰实验来判断孩子是否有脊柱问题。具体方法为：父母和孩子面对面或站于孩子背后，孩子双手伸直，两条腿站直并拢，往下弯腰。仔细观察孩子背部两侧是不是一样平，如不平，脊柱侧弯的可能性很大，这样简单的检查就可以发现一些很轻的、早期的侧弯。

脊柱是人体架构的主要组成部分，被誉为人体的"第二生命线"，是人体的"支柱与栋梁"。脊柱侧弯不只影响孩子体态，还影响生长发育和心肺功能，甚至造成神经功能障碍，影响行走，对身心健康造成不良影响。轻度侧弯（<20°）可以通过纠正姿势调整过来，中度侧弯（20°~40°）可以通过按摩、正骨手法调整，而重度侧弯（>40°）就需要手术治疗了。

总地来说，脊柱侧弯是一个防大于治的疾病，父母需要搞清楚原因，才能有针对性地去预防。

引起脊柱侧弯的原因

一、过早让孩子学坐

在孩子的成长过程中，是要经历学坐、学爬、学站、学走这几个阶段的，人们普遍认为越早学会这些动作的孩子就越聪明，但实际上却并非如此。太早学坐，会导致骨骼还没发育到相应阶段的孩子受到不利影响，严重时甚至会出现畸形，危害巨大，父母们千万不要因为自己的好胜心而过早地让孩子学坐。

二、长时间抱着孩子

孩子是父母最珍贵的宝贝，有的父母恨不得天天抱在手里不放开。但是长时间抱着孩子对孩子的发育有害无益，不仅会损害孩子腰部的发育，而且一旦出了问题很难矫正，贻害无穷。

三、孩子长期一侧睡觉

孩子睡觉总是侧卧一边，特别是床面软时，脊柱就不能保持平直的状态，随着孩子的成长就会形成侧弯。正确的睡觉姿势应该是以仰卧为主，侧卧为辅，并且侧卧时需要左右交替，这样才能有效避免脊柱侧弯。

四、跷二郎腿

跷二郎腿是个舒服的姿势，但并不健康，不少父母明知道这一点，却还是控制不住在孩子面前跷二郎腿，结果模仿欲、学习能力很强的孩子有样学样，也跷起了二郎腿。要知道，小孩子跷二郎腿是会影响脊椎和腰部发育的，对身高发育也有不利影响。

五、坐姿不正

孩子学习或玩游戏保持一个固定的姿势，如果没有坐直，侧向一边，长期下来，就会出现脊柱侧弯的问题。有的孩子在写字时，习惯歪着头写，这样一侧肩高一侧肩低，脊柱自然也是侧弯的状态。所以要养成正确的站和坐的姿势，注意书桌和椅子的高度，读书写字时要端正，不歪头、不扭身。

六、背单肩包

现在的孩子学习负担重，课本较多，如给孩子背单肩包，一侧压力过大，也会引起脊柱侧弯。预防"书包综合征"最好的办法就是避免背单肩包，宜使用背囊式背包。有的孩子使用拉杆书包，也要注意不能总是用一侧的手去拉，否则也会有应力不均的问题造成脊柱侧弯。

七、身体内在因素

有的孩子总是感觉身体乏力，肌肉力量薄弱，坐着总是没有精神，中医认为这是阳气不升的表现。这一类型的脊柱侧弯需要提升孩子的阳气，父母可以通过每天晨起给孩子捏脊来升举阳气，另外，晨起泡脚也有利于阳气的升发。

防治脊柱侧弯的锻炼方法

预防孩子脊柱侧弯首先要摒除以上7种因素，已经有侧弯的孩子也要通过改正习惯以防止侧弯加重。有一些锻炼的方法对于脊柱侧弯有矫正作用，父母可以带孩子一起锻炼。

侧方弯腰：向脊柱弯曲相反的方向弯腰以对抗侧弯。每天做50～100个，分2～3组完成，适合于"C"形（单个弯曲）侧弯，如果是"S"形（同时有胸弯和腰弯两个弯曲）侧弯则不建议做。

燕子飞：孩子采取俯卧位，双手向后交叉，父母按住孩子双腿，孩子的头颈胸同时离开床面，切记头不要使劲向后，主要是胸部离开床，如果是右侧胸弯，可以在起来后向右弯曲一点。此方法可锻炼背部肌肉，增加软组织平衡，每天做50～100个，分2～3组完成。

"五点支撑"：孩子仰卧在床上，去枕屈膝，双肘部及背部顶住床，腹部及臀部向上抬起，依靠背、双肘部和双脚这五点支撑起整个身体的重量，持续20～30秒，然后腰部肌肉放松，放下臀部，休息3～5秒为一个周期。

游泳：自由泳和蛙泳均可，每天游300～600米。通过游泳可以卸载脊柱的负荷，有效减轻人体体重，放松脊柱凸侧被拉长的肌肉，同时可以改善软骨组织和骨结构的血液供应。另外，水的阻力还可以提高孩子肌肉的耐力和灵活性，建立起胳膊、腿部、脊柱的整体平衡。

第二章

孩子生病的信号，父母了解多少

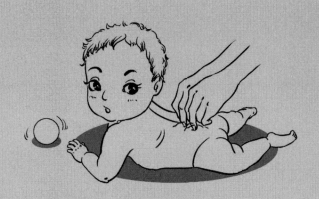

　　所谓"病来如山倒"，每当孩子生病时，父母都感到措手不及，不知该怎么办。其实孩子每次生病前，身体都会发出信号，只是很多父母不懂得接收，只要多了解一些关于孩子生病信号的知识，就可以在疾病未形成或较轻时做出判断，并进行针对性的预防和调治。

孩子生病前的六个征兆

孩子脏腑娇嫩，免疫系统尚未发育健全，身体容易出现问题，并且孩子无法正确表达出自己到底哪里不舒服。如果只是简单的饿了、困了还好说，如果孩子身体真的出现了什么问题，父母却没有及时发现，那就可能会让问题进一步加重了。

其实，孩子生病前都是有征兆的，父母们需要仔细观察，这样才能在疾病刚发生时加以调整，就不至于病情严重时手足无措。

征兆一：食欲不佳

对于绝大多数的孩子来说，生病前都会有明显的食欲下降。正常情况下，孩子正在长身体，食量往往会比较稳定。如果突然食欲降低或者干脆不吃东西，都有可能是疾病的征兆。

当然，我们要排除一些额外的影响因素，比如零食吃太多或者食物味道太寡淡，再如天气炎热时热量需求少，或者孩子运动量太小，消耗少，这些都是食欲不振的原因。排除这些因素，我们再分析疾病原因。

首先，如果孩子食欲不振，并伴随腹胀、口臭、手心热、舌苔厚腻的情况，那就是积食了。这个时候就不要再强行喂食了，需要帮助孩子消食化积，可以吃大山楂丸，婴幼儿可以喝蒸苹果的水，也可以用摩腹、捏脊的方式来帮助孩子消食化积。

其次，食欲不振也可能是感冒的先兆。孩子在感冒初期，身体的正气被调动来抵御外邪，就没有足够的气血来消化食物。就好比一个国家打仗时，男人都去打仗了，种地的人就少了。此时，孩子可能会有流鼻涕、怕冷的表现，父母要仔细观察。在感冒初期，赶紧给孩子用热水泡泡脚，或者煮点葱姜水给孩子喝，把汗发出来，就可以帮助身体把外邪赶出去，孩子的食欲也会很快得到恢复。

另外，消化道疾病如胆囊炎、胃肠炎也会引起孩子食欲下降。如果伴随严重的腹痛、腹泻，就需要带孩子去医院做检查了，只有查清具体原因，才不至于耽误病情。

征兆二：睡眠状况不好

通常孩子不会像我们成人那样出现失眠问题。一般情况下，孩子入睡较快，睡姿自然，呼吸均匀，表情正常；而孩子一旦生病，往往就会出现睡不安稳、睡眠少等情况，还有可能伴随痛苦的表情。

引起孩子睡眠不良的原因有很多，像各种疼痛、呼吸道疾病、肠道疾病、瘙痒都会使孩子从夜间睡眠中惊醒。如果孩子呼吸急促、满脸通红，经常踢被子、烦躁不安，可能是发热；如果伴随咳嗽、打鼾、喉咙有痰声，可能是呼吸道感染的初期；如果孩子睡眠中突然大声啼哭，可能是受惊吓或者胃肠痉挛引起腹痛；如果睡着后有磨牙的情况，一般是有积食内热；如果孩子不停地抓挠皮肤，可能是得了湿疹或荨麻疹。

征兆三：排便异常

排便异常主要指大便的质地异常，这有可能是孩子生病的征兆。大多数情况下，孩子的大便异常都是由饮食因素导致的。大便稀可能是吃太多或吃油腻、生冷食物引起的消化不良，需要清淡饮食或吃一些消食化积的药；大便秘结可能是上火的煎、烤、炸、甜食吃太多或饮水少等原因引起的，只要多吃利于通便的纤维性食物就可以解决。

排除生活习惯因素，如果孩子突然出现大便异常，父母就需要关注了。如果孩子内热积聚大便缺水就会干燥，同时病毒性感冒初期孩子也会表现为便秘；如果孩子小肠发炎粪便往往呈水样或蛋花汤，而病毒性肠炎的粪便多为白色米汤样或蛋黄色稀水样。

征兆四：情绪反常

很多父母都有这种体验，孩子生病前，往往情绪不稳定，喜欢哭闹，这也是一个重要的信号。如果是正常的孩子，身体健康，精神饱满，自己的需要都被满足了，情绪自然稳定，不哭不闹，两眼有神，即使是到陌生的环境也不会害怕。而如果生病了，发热的孩子会面色发红、口干舌燥，从而烦躁不安；惊厥的孩子往往两手握拳，双目无神。如果孩子连哭都没有力气，往往不是孩子不想哭，而是哭不动了，证明病情已经非常严重。此时的孩子也变得萎靡不振，烦躁不安，爱发脾气。

作为父母，千万不要因为孩子莫名其妙的脾气暴躁而生气，要正确认识孩子情绪反常的原因。孩子可能因为患有疾病而内心烦躁，同时也会因为内心烦躁而加重疾病。

征兆五：排汗异常

这里说的排汗异常需要去除生活中的正常因素。如因为穿衣服太多、晚上睡觉被子盖太厚，或者是吃饭吃奶很用力，所以全身出汗、额头冒汗，这都是很正常的；如天气寒冷、干燥，或者穿衣少，孩子的皮肤就不容易出汗。

排除正常因素的影响，孩子仍然排汗异常，那就必须要注意了。如果你发现孩子在睡眠时明明没有盖多少被子，却仍然大汗淋漓，这是中医说的阴虚盗汗的表现，同时，结核、佝偻病也是导致盗汗的原因。另外，如果发现孩子突然不出汗了，往往是有受凉史，这时如果不能及时把汗发出来，孩子就容易出现感冒发热的情况。

征兆六：手脚温度异常

一般而言，孩子四肢温度要比躯干低一点，特别是半岁以内的婴幼儿，一般摸着手脚都是凉凉的，这是生理现象。然而，凡事都不能走极端，手脚太凉或太热都是疾病的征兆。

手脚心热：一般见于有积食内热的孩子，可伴随口臭、腹胀、食欲不振、舌苔厚腻等表现；也可见于阴虚内热的孩子，可伴随手脚心出汗、消瘦、盗汗、舌红少苔等表现。

手脚心凉：孩子受凉以后，阳气郁闭在身体里，不能外达四肢，就容易出现手脚凉的情况，这时候父母需要通过按摩或泡浴的方式让孩子的手脚温热起来，否则就容易出现高热不退的现象。

总之，为了孩子们的健康，父母一定要多多关注以上征兆，特别是进行动态对比观察，您的细心观察能帮助孩子在疾病早期就得到很好的调治，可以大大减轻疾病给孩子带来的痛苦。

学会看孩子的"脸色"

很多人说中医是玄学，和算命一样，不科学，但其实我们每个人都是"算命先生"。所谓"面由心生"，我们经常通过观察别人的神态表情来判断其心理活动和身体健康状态，这其实就是生活经验的累积。因为生活在一起，父母是孩子健康的最直接监测者。很多父母有这样的体验，孩子生病前或生病时"面相"往往和平时不一样，只是说不出具体的原因。

自古以来就有望面识病，主要是观察面部的气色。《石室秘录》云："看病必察色，察色必观面。"望面色要注意区别客色与病色：中医讲的客色即是健康人随着季节、气候的变化，或因运动、情绪变化、日晒、情绪激动、哭闹等引起的暂时的面色改变；病色则是排除了一些外界影响因素而呈现出来的不正常的面色。

孩子身体如果出状况，往往会给人点"脸色"看看，父母要学会观察孩子面部的五种病色，以提前知道孩子的健康，预防孩子的病情恶化，也能在饮食上及早给予调理。

脸色发红

如果孩子脸色总是偏红，一般代表有内热积聚了，需要及时调整饮食，否则就容易生病。

如果孩子一觉醒来，或是自由玩耍时，脸色突然变得红彤彤的，甚至面红耳赤，这种情况大多由于外感风热引起，说明孩子极有可能发烧了。

如果孩子早上起来面色是白白的、淡粉色的，但午睡醒来脸色潮红，就有可能是阴虚内热。这类孩子一般比较消瘦，需要多吃滋阴的食物。

如果孩子嘴唇红红的，但一摸脑门却是凉凉的，两颊是苍白的，这时孩子如有肢冷汗出的情况，极有可能是腹泻以后造成的脱水，父母必须要引起高度重视。

脸色发青

若脸色发青，嘴唇也发青，那么极有可能是受寒了。血寒则凝，孩子受寒以后，体内的血脉受阻、运行不畅就会出现青色，这时就要给孩子添加衣服，或者用泡脚的方式驱寒了。

孩子在肚子剧烈疼痛的时候脸色也会发青，此时，父母不要盲目处理，应及时送孩子去医院。

如果孩子两眼之间明显发青并且伴随惊恐的表情，可能是孩子受了惊吓，这就需要父母给孩子足够的安全感，并且通过心理引导来解决。

如果孩子只是下眼袋发青、鼻梁发青、身上有一块块胎记样的青色，这是脾胃虚寒的表现，注意不要给孩子吃寒凉的食物，应多吃温性食物。

脸色发黄

若新生儿脸色发黄，同时伴随全身皮肤发黄，要考虑是否新生儿黄疸。新生儿黄疸有生理性的和病理性的，病理性的黄疸是出生后很短时间就出现黄，这种黄迅速地加重，需要及时到医院处理；生理性的黄疸经过两三天以后，最多不超过一个星期，就会开始褪去颜色了。父母可以多抱孩子晒太阳，多给孩子喝水。如果孩子黄疸总是不褪，这种情况一定要到医院去。

如果孩子脸色总是淡黄色，褪不下去，就要考虑孩子是否脾胃虚弱，导致吸收差，营养跟不上，引起皮肤泛黄。现代医学说的缺铁性贫血也会引起脸色黄，也属于脾胃虚弱的范畴。

脸色发白

孩子吹风后出现脸色发白，可能是感受风寒的表现，一般伴随流清涕、打喷嚏、怕冷等表现。

若孩子长期脸色苍白，眼结膜也泛白，要考虑是否贫血，建议带孩子去医院查一下血象。

如果孩子脸色苍白并伴有发抖、浮肿，有可能是高热惊厥的前兆。父母一定要重视，及时给孩子退烧或及时就医治疗。

肺气虚也会导致脸色偏白，常见于有哮喘的孩子。这时需要补益肺气，可以给孩子多吃山药、百合、桂圆等食物，也可以用适量黄精炖汤喝。

如果孩子脸上出现一块一块的白斑，旧时称为虫斑，是肠道有蛔虫的表现，但现代儿童有蛔虫的少，多是脾胃虚弱、营养不良造成的，若脾胃功能得到改善，白斑也能很快消失。

脸色发黑

如果孩子脸色发黑，体检又无明显异常，一般是先天不足、肾气虚的表现。这类孩子往往胆子小、个子矮，平时容易尿床。父母可以给孩子多吃一些补肾气的食物，如核桃、黑芝麻、黑豆等。

如果孩子脸色发黑，同时伴随颜面浮肿，全身乏力，可能是肾脏有问题的表现，一般见于慢性肾衰。

如果孩子平时经常脸色发黑，父母就需要注意孩子是否患有"发绀性先天性心脏病"。

也有些孩子在进食后出现面色发黑，口唇发紫并伴有呕吐，这种情况大多数是食物中毒的现象，要及时送医就诊。

舌尖上的中医智慧

对于父母来说，要充分了解孩子的状况，必须借助有利的诊察手段。除了可以看"面相"以外，中医特别注重"审苗窍"，就是观察孩子的窍孔来诊病。中医认为，心的苗窍为舌，肺的苗窍为鼻，肝的苗窍为目，脾的苗窍为口唇，肾的苗窍为耳。就好比通过窗户看房子内部的情况一样，不同的脏腑有各自对应的苗窍，审察这些苗窍的异常变化有助了解内脏的病变。

舌诊是中医儿科非常重要的诊病手段，因为它不像脉诊那样难以捉摸，是"眼见为实"的特征，所以当中医面对远程诊疗时，看舌头也能知道对方身体的内部情况。

世间万物，莫不是水火之间找平衡，人亦是如此。为何舌诊如此重要？因为小小舌头能反映身体内在的阴阳消长状态，浅显地说，就是能够反映身体里水与火的多少。

舌诊，我认为最重要的就是看舌色与舌苔，因为舌色主要反映身体内火的多少，而舌苔反映身体里水的多少。舌色越红火越大，舌苔越厚水越多。所以，当一个人体质状态正常时，往往是淡红舌、薄白苔，这是一个水火平衡的中间状态。

要理解这个其实并不难，生活中有个词叫"红红火火"，火的颜色是红的，越红就越火；当一个地方水多，就容易长苔藓，而舌头上的苔藓，我们就叫舌苔。

所以舌诊最重要的就是判断人体是火多了还是火少了、水多了还是水少了。多火是热毒，多水是湿毒；缺火是阳虚，缺水是阴虚。人体运转就像做饭，只有水与火平衡了才能做出好的饭菜。所以当我们发现孩子火大了（舌色红），要学会釜底抽薪，少吃高热量的食物，同时吃清火的食物或药物；水湿重了（舌苔厚），要多运动排汗，少吃生冷肥腻食品；身体火力不够（舌色白），则需要多晒太阳，吃温阳的食物或药物；身体缺水（舌苔少），需要多喝水，吃滋阴的食物或药物。

另外，还有几种表现极端的舌象需要父母关注。

厚腻舌苔——代表身体水湿重，水液代谢紊乱，容易出现咳痰、饮食不振的表现。父母发现这种情况一定要少给孩子吃油腻食物，清淡饮食，同时要适当运动或泡脚排汗，把多余的水液代谢出去。

草莓舌——当孩子发热较高，舌头会很红，像草莓一样，还有很多小芒刺，孩子往往特别想喝水，这就是中医高热伤津的表现，在一些传染性疾病中多见，如猩红热等。

地图舌——很多孩子的舌头会周期性地出现舌苔脱落，我们称之为地图舌。西医认为和烟酸、微量元素缺乏有关，但在中医看来，往往是脾胃功能失常的表现，通常伴随挑食、厌食或睡卧不安的表现，这类孩子要注意少吃高热量食物，多吃新鲜蔬菜、水果以及百合、莲子、山药之类的补脾胃的食物，一般都会慢慢好转。

镜面舌——是指孩子的舌头很光滑，看不到什么舌苔。一般见于阴虚的孩子，往往比较瘦，同时可能伴随潮热盗汗，这是身体缺水的表现，所以容易引起口渴的食物要少吃，可以多补充梨水等滋阴食物。

裂纹舌——舌头上能看见小裂纹，有的是遗传，不用太关注，但阴虚严重也会出现裂纹，就好比干旱的稻田开裂一样。这种情况需要吃补阴药，最有代表性的是六味地黄丸。

胖大舌——有的孩子舌头很大，甚至能看到边上有牙齿印，这叫齿痕舌，是脾虚湿盛的表现，多见于肥胖儿童，可能伴随乏力、气短等表现。处理原则是健脾祛湿，加大运动量。

当然，还可能有别的舌象表现，但说到底要掌握水与火的原则，同时要排除一些外界影响因素，如食物染色、光线问题等，做到这些，看舌象就不是难事，只是需要多看才能把握规律。总之，父母如果能够掌握给孩子看舌头的本领，那就能够真正了解孩子的状况了。

孩子食指上的健康密码

看过中医的朋友都知道，切脉是中医诊病非常重要的手段，通过脉象可以判断人体的内在状态，然而，这也不是所有人都可以通用，婴幼儿就是例外。小宝宝的手肉嘟嘟，手腕处的动脉短小，加上不易配合，容易哭闹，会影响切脉的准确性，这时候就可以通过看"指纹"来辨别孩子的疾病。

"指纹"是指孩子食指掌面靠近拇指一侧的一根浅表静脉，看"指纹"是传统中医诊断孩子疾病寒热虚实的手段之一，一般用于3岁以下的孩子。正常孩子的"指纹"颜色应该是红黄相间，隐隐见于皮肤之中。生病以后，"指纹"的颜色、部位、浮沉，都会随疾病而产生相应的变化。

我们该怎么看孩子的"指纹"呢？首先，在阳光或自然光下，用左手拇指和食指握住孩子的食指指尖；然后，用右手拇指在孩子食指掌侧前缘从指尖向指根部推擦，用力要适中，使食指络脉显露；最后，观察络脉的位置深浅、颜色、所在部位等。操作时，左右两手的食指络脉都要观察。

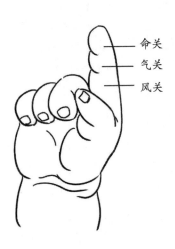

"指纹"长短反映病情轻重

病情较轻，"指纹"较短，一般仅见于风关（即食指第一节）。若到了气关（即食指第二节），说明病情较重。如果命关也见到了"指纹"，甚至穿过命关（即食指第三节）向指尖延伸，中医称之为"透关射甲"，预示疾病已到了十分危险的阶段。

"指纹"隐显反映病情深浅

如果"指纹"清晰，孩子的病情就比较轻；若"指纹"已沉到肌肤之内，说明病情较重。比如孩子刚感冒，"指纹"是清晰可见的，如果已发展到气管炎、肺炎，"指纹"就看不太清楚了。

"指纹"颜色辨别寒热

如果孩子外感风寒，"指纹"鲜红而表浅；若"指纹"淡红而沉于内，则为脾胃虚寒。"指纹"呈现紫色，病属热。若"指纹"紫暗而沉于肌肤之内，则显示邪热郁滞于体内。"指纹"紫黑为热邪深伏，郁闭血络，病情危重。

轻推"指纹"看虚实

"指纹"色淡，用手推后消失，过一会儿才出现的孩子，多是肺虚、脾虚，可能表现为食欲不振、大便稀或便秘。推一下"指纹"，没有明显变化，多为实证，或病邪停留在体内。

孩子的"指纹"肉眼可见，特别适合父母观察，但需要注意的是，这只是一种诊病的参考，并且需要有一定的观察经验，还需要结合孩子的其他症状进行综合评判，切不可过度关注而引起不必要的紧张和焦虑。

孩子哭声中隐藏的健康信息

都说会哭的孩子有奶吃，孩子的哭声，其实也有很多的讲究。什么样的哭声代表孩子是正常的，什么样的哭声说明孩子的健康出问题了呢？对于还不会说话的小宝宝们来说，哭就是他们与父母沟通的一种最直接的方法，细心的父母其实可以从孩子的哭声中发现孩子不同的需求。

婴儿身体出现任何不适或发生了病变，都会通过啼哭这种特殊的语言来表达。婴儿的啼哭主要分为生理性啼哭和病理性啼哭：生理性啼哭，是一种本能的反应，通常是婴儿饥饿、口渴、大小便后尿布潮湿、衣着过冷过热、要求大人怀抱、睡眠不足、惊吓时的语言表示，其哭声比较缓和、均匀、洪亮、有规律，经喂奶、换尿布或抱起婴儿安慰后，啼哭即可停止。这样的婴儿面色红润、眼睛有神、脉搏有力、食欲良好。病理性啼哭，是由于婴儿患有某些疾病，导致身体不适或痛苦时发出的。在孩子患病初期，啼哭往往是早期病态的主要表现，一般只有在病痛得到解除后，啼哭才会停止。

哺乳或进食啼哭：婴儿一含奶头或奶嘴就哭，拒绝进食，并有口臭、流口水现象，可能是咽痛或者鼻塞。

排便前后啼哭：排便前啼哭常见于便秘的婴儿，排便后啼哭多为大便干燥引起的肛裂等。排小便时啼哭并伴发热，提示婴儿有尿路感染。

阵发性啼哭：婴儿突然啼哭，忽缓忽急，呈阵发性，肛门排气多，可伴有表情痛苦、肢体蜷曲、手脚不停蹬踢等动作，多为肠胀气引起的腹痛；如伴有呕吐、大便不解或解血便，要高度警惕肠套叠。

啼哭声嘶喘鸣：单纯的啼哭声嘶哑常见于婴儿患了急性喉炎。若婴儿哭声急促，伴有咳喘、呼吸困难、鼻翼翕动、口唇青紫，则说明婴儿患了肺炎。若哭声略嘶哑且伴喉喘鸣，呼气延长，可能患了支气管哮喘。

啼哭伴摇头抓耳：若婴儿啼哭时摇头抓耳，牵拉其耳廓啼哭声更大，表明婴儿可能患了中耳炎、外耳道疖肿或有小虫进入耳道内。

啼哭声低弱无力：婴儿啼哭声低弱无力，伴有前囟和眼眶凹陷、口唇干裂、尿少或无尿、皮肤弹性差，则表明有腹泻并已导致严重脱水。

此外，新生儿脐炎，会阴部、臀部湿疹等都可引起病理性啼哭。只要将婴儿衣服脱下仔细检查，就可发现。

以上这些不一样的哭声，都是父母应该了解的。因为孩子比较小，还不会说话，无法表达自己的身体感受，父母应该细心观察孩子的变化，对孩子的哭声注意聆听和判断。孩子在身体不适时哭泣其实是一种求救的方式，父母一定要保持足够的耐心仔细地观察孩子的身体反应。

消化好不好，摸摸肚子就知道

中医有望、闻、问、切四诊，切诊不单指切脉，也包括用手去触摸，也就是触诊。对于孩子，特别是3岁以下的孩子，摸脉往往不准确，所以古人总结出用看指纹代替脉诊，但指纹的望诊也是微妙之处见功夫，对于有些父母来说比较困难。那么，除了看面色、看舌象，还有哪些中医诊断方法需要父母掌握的呢？答案就是腹部的触诊。

清代医家俞根初在《通俗伤寒论》中说："胸腹者，五脏六腑之宫城，阴阳气血之发源，若欲知其脏腑何如，则莫如按胸腹，名曰腹诊。"意思是，要想知道一个人的脏腑气血状态，对胸腹部的触摸是最重要的，这就是中医的腹诊。

通过临床观察发现，孩子的绝大部分疾病都与脾胃消化功能有关。比如孩子感冒，很多都表现出食欲不振、呕吐、腹泻等；咳嗽有积食，也就是脾胃运转障碍导致水液代谢停滞而生痰；有的孩子睡卧不安，喜欢趴着睡，也是脾胃不和引起的，因为腹部胀满，趴着睡可以缓解不适感。加上胃肠系统本身的病变，如腹痛、便秘、厌食等，脾胃病几乎占了一大半。对孩子腹部的触诊，可以直观感受到孩子脾胃消化机能是否正常，所以非常重要。

腹部触诊，主要从哪些方面下手呢？

腹部温度反映气血状态

腹部温度直接反映内部脏腑运转状态。正常情况下，腹部温暖干爽，基本和后背温度一致。

当我们发现孩子腹部温度偏低，甚至感到寒冷，往往预示着脾胃运转缓慢或障碍，一般多见于喜食生冷或有腹部受凉史的孩子，同时孩子脾胃虚弱也有这样的表现。

当我们触摸孩子腹部，若温度较高，甚至烫手，这就预示着孩子可能有发热。如果仅限于腹部，则是积食内热或者有胃肠急性病（胃肠痉挛、阑尾炎等）。

当然，在触诊时我们要排除一些干扰因素，比如孩子运动后、衣服穿太多会使腹部温度偏高，而出汗后蒸发、穿衣少会使皮肤温度降低；还有父母手的温度也要适中，才能更加客观地感知腹部温度。

腹部软硬反映胃肠是否通畅

腹部的张力可以理解为腹部的软硬度。有的孩子肚子很大，但摸上去柔软有弹力，这都是健康的。如果孩子腹部张力大，就说明可能存在问题。

孩子肚子摸上去像气球，弹力高，轻拍可以听见"嘭嘭"的响声，这是常说的胃肠胀气，多因为吃了不消化、产气多的食物，不运动、生气、脾胃虚弱也会有这样的问题。

有的肚子摸上去硬邦邦，轻拍"啪啪"响，按压时孩子会觉得不舒服或疼痛，这一般是由积食或便秘引起的。当然，严重急腹症（急性胃肠炎、阑尾炎、肠套叠）也会有类似症状，但一般伴随疼痛。

还有一类触摸时像按在水袋上，能听见"哐哐"的水声，多见于饮水过多或者有腹泻的孩子。

也有的肚子按上去往下塌，即中医讲的"舟状腹"，一般见于消瘦、脾胃虚弱较久的孩子。

需要注意的是，按压腹部感受张力不宜在饭后、饮水后及饥饿情况下进行，一方面会引起误判，另一方面可能对孩子造成不适或伤害。

腹部疼痛要当心这些疾病

有一些特殊的位置，如果按压时孩子有明显的疼痛感，父母就要引起注意了。

上腹部： 明显按压疼痛，多是胃的问题，见于急性胃炎。

右上腹： 肋下疼痛，可能是胆囊炎。

肚脐周围： 偶发疼痛多是肠痉挛，剧烈疼痛可能是肠套叠。

右下腹： 多是阑尾炎，一般腹痛程度较高，孩子因为疼痛而哭闹；腹痛时害怕触碰，孩子会抗拒爸爸妈妈碰自己的肚子；腹痛之余，可能出现呕吐、发热、轻微腹泻或黏液样大便等情况。

左下腹： 有压痛或有硬包，如果伴随大便少、干硬、排便困难，睡不安稳等情况，就可能是便秘了。

小腹： 膀胱炎或泌尿系感染，可能伴有发热、呕吐、寒战、尿频、尿急、尿液混浊等情况。

作为父母，腹部触诊更多地是需要去摸，有对比才能有经验。我在临床中发现，腹部异常对孩子脏腑气血状态的诊断尤其重要，如果在孩子还未出现不舒服的症状时，及时纠正腹部的异常，就可以把疾病扼杀在萌芽状态，这就是中医的"治未病"思想，也是父母最需建立的健康育儿理念。

大小便中的疾病信号

"吃、喝、拉、撒"是人生四大要事。如果说"吃""喝"反映的是生活质量，那么"拉""撒"反映的就是身体状况了。对于孩子来说更是如此，身体状况好，生活质量才更高。虽然盯着孩子的大小便观察显得不够高雅，但在中医儿科的望诊里，它还真是辨证论治、对证用药的关键要素。大家都有这样的经历，去中医科看病时，医生都会问上一句"大小便好不好""大小便正不正常"，这样看似简单的问题能够帮助医生对患者的脾胃运化功能、下焦排泄功能有个基本的把握。

人体排泄物能反映身体内在的转化机制是否健全，就像一家工厂排出的废水、废料，能间接反映工厂内部的运转情况，孩子的大小便中也可能蕴含着人体工厂的疾病信号。父母作为第一时间的观测者，要学会基本的辨别方法。

小便是人体工厂的废水

小便是人体工厂的废水，它是身体水液代谢的产物，通过它的颜色、气味我们就可以判断孩子身体内部水液代谢的情况。孩子正常的小便应该呈淡黄色，刚排出时一般没有明显的异味，同时孩子排小便应该是顺畅无异常感觉的。

一、尿液发黄

孩子尿液颜色的深浅与饮水量、汗液排出量都密切相关。如果孩子饮水多、出汗少，那么尿量就会偏多，且尿色浅而透明；如果孩子饮水少、出汗多或正在发烧，那么尿量就会减少，颜色也会变成深黄色，并且气味较大。吃黄连素、B族维生素等药物，小便也会变黄。

二、尿液变白

孩子尿液发白一般出现在寒冷的冬季，还会有白色沉淀，这是正常的现象，往往由尿中的尿酸盐增多引起。白色沉淀物即尿酸盐结晶，如果在尿中加入一些酸，如白醋，结晶就会很快溶解，尿液恢复清澈透明。如果孩子不但尿色发白，而且尿液浑浊或有特殊的腺臭气味，同时伴有尿频、尿急，排尿时哭啼，则很有可能是泌尿系感染，形成了脓尿，就要及时带宝宝看医生。

三、尿液发红

有的新生儿排出的尿会呈现混浊的红褐色，父母一看到这种情况总是非常惊慌，其实，这多半是因为尿中的尿酸盐结晶所致，不必惊慌，也不用做什么特殊护理，一般3天左右就会自动痊愈了。大一点的孩子如果尿色泛红，就要及时去医院化验一下，如果有血尿则可能是肾脏出了问题。但要注意的是，吃红心火龙果也会导致尿液颜色呈淡红色。

大便是人体工厂的废料

大便是食物经肠道代谢吸收后的产物，能够反映肠道吸收方面的问题。正常大便应是金黄色成形的香蕉便，臭味不重，如出现异常父母就要注意了。

黑绿色便： 新生儿出生3～4天以内的胎粪或宿便时间长，消化道出血也有可能，但儿童较少见。

蛋花汤样大便： 每天大便5～10次，含有多未消化的奶瓣，一般无黏液，表示消化不良。

绿色稀便： 多因着凉或吃了难消化的食物后，食物中的铁未被吸收，就呈绿色。

水样便： 多见于秋冬季，多由肠道病毒（轮状病毒）感染引起。孩子大便次数在每天6次以上，呈水样，量多。

黏液或脓血便：多见于夏季等炎热天气，多为细菌感染引起，也应及早就诊。

鲜血便：一般附着于大便上，或排便结束后出血，多是肛裂或痔疮出血。

干硬便：孩子排大便困难，大便非常干，可呈颗粒状，往往几天才大便一次，伴随腹胀、不安等表现。多为天气热、出汗多而饮水又过少所致，也见于内热旺盛或阴虚体质的孩子。

孩子属于什么体质

生活中我们发现，孩子总是出现类似的问题。比如有的孩子容易上火，今天嗓子疼，明天口腔溃疡，后天麦粒肿，反正总是以不同的形式、不同的时间往外"冒火"。有的孩子身体机能总是跟不上别的孩子，体育成绩差，性格内向胆小等，其实这都是体质差别造成的。不同的体质在饮食物的摄取、衣物的穿着等方面都会有不同的要求，作为父母，识别孩子的体质状态很重要，因为这决定了孩子健康调养的方向。

以下是几种最常见的体质，父母可以查一下自己的孩子属于哪一种。

平和体质——健康的孩子

我们都希望世界和平，没有贫穷和战争，人和人之间能和谐相处。对于人体世界也是如此，既希望气血充沛，又希望平衡和谐，这样才能健康，平和质就是相对平衡、和谐的健康状态。

平和质的孩子看起来强健壮实、精力充沛，具体表现为体形匀称健壮，面色、肤色润泽，头发稠密有光泽，目光有神，鼻色明润，嗅觉通利，不易疲劳，能耐寒热，睡眠、食欲良好，大小便正常；性格随和开朗，舌色淡红，苔薄白，脉象平和。平素较少患病，对自然环境和社会环境适应能力较强。

平和质的孩子总体来讲阴阳相对平衡，适合各种健康食物，只要营养搭配合理即可。但要谨记：由于孩子的消化系统尚未发育完全，具有"脾常不足"的特性，因此寒凉（如冷饮、冰激凌）、油腻（如烧烤、油炸）之品应少摄入，否则，平衡被打破就不是平和质了。

湿热质——水、火有富余

湿热质就好比一个大蒸笼，总是热气腾腾。生活中有一类孩子，平素身体壮实，食欲也好，喜欢吃肥腻辛辣煎炒等食品，尤其进食"燥热"食品后，易出现不适。特别容易上火，脸色也偏红，鼻头容易出汗，有的反复出现口腔溃疡，嗓子疼，有口臭，容易口渴，喜欢喝冷饮，脾气比较暴躁，大便黏腻，容易粘马桶，小便气味较重，舌头一般颜色较红，舌苔也偏厚。

调理方向：要想调理好湿热体质，控制湿热产生源头是最重要的，一定要让孩子少吃高糖、高油脂等滋生湿热的食物，如巧克力、蛋糕、烤肉、榴莲、芒果等；常吃一些有清利湿热作用的食物，如绿豆、冬瓜、苦瓜、鸭汤、莲藕、菠菜等。另外，运动出汗有排湿热作用，所以要加大孩子的运动量，夏天尽量少吹空调，否则不利于排汗。

阴虚质——水液缺乏

阴虚质就好比一锅要糊了的粥，呈缺水状态。这类孩子体形偏瘦，常见面色潮红，唇红少津，手足心热，喜冷饮，大便干燥，容易鼻出血，晚上睡觉盗汗，不喜盖被，有的孩子入睡困难或睡眠时间少，舌红苔少，脉细而快，平素性情急躁。

调理方向：阴虚质的孩子总是表现出一派"火"象，实际上是"水"相对不足所致，此时千万不要给孩子吃所谓的"败火药"，可以从饮食上加以调整。既然是"水"相对不足，就要避免干燥、油炸等易上火伤阴的食物，如烤羊肉、炸鸡排、烤花生等，应多吃一些"润"的食品，如梨、莲藕、荸荠、百合等。有些父母担心梨的性质寒凉，不敢给孩子吃，其实一定要看孩子的体质如何，对于阴虚质的孩子来说，梨可是很好的养阴润肺的食物。

气虚质——火力不足

气虚质就好比一辆动力不足的汽车，总是没有活力。这类孩子看起来无精打采，做事不能长久，很容易疲劳。具体表现为：肌肉不健壮，话少音低，肢体容易疲乏，活动后易出汗，面色偏黄没有光泽，总给人一种脸洗不干净的感觉，食欲不旺，大便不正常；有的孩子大便数日一次但不干结，或大便不成形；舌色淡红，舌苔薄白或厚，脉象虚缓；性格内向、胆小，易患感冒。

调养方向：气虚质的孩子应遵循暖、软、烂的饮食原则，选择营养丰富、易于消化吸收的食物，尽量避免寒凉及过于油腻之品。水果要适量食用，但不能禁食，并且不要把所有水果都煮烂食用（婴儿除外），这样会使孩子缺乏维生素。对于性质比较寒凉的蔬菜、水果，如苦瓜、梨、西瓜、猕猴桃等应少量食用，以防伤及脾胃，可以常吃牛肉、粳米、小米、苹果、马铃薯、南瓜、扁豆、花生、大枣、蘑菇等性质偏温或性平的食物。

过敏质——一种顽固的复合体质

过敏是西医名词，中医并没有这一说法。中医有特禀质一说，就是指带有遗传倾向的体质，而过敏体质就是其中的一种。过敏质和其他体质是有交叉的，如湿热、阴虚质的孩子都容易过敏。之所以将过敏体质单独拿出来说，是因为现在过敏的孩子很普遍，需要重点调养。

过敏体质的孩子常常有皮肤瘙痒、湿疹、荨麻疹病史，有的还有过敏性鼻炎甚至哮喘，其父母也可能是过敏体质。现在由于环境污染、饮食物的改变，甚至一些药物等因素的作用，过敏体质的孩子较为多见。

调理方向：过敏体质的孩子要区分对待，因为不同孩子过敏的食物不同，当父母发现孩子吃了某种食物后出现身上痒、起皮疹，拉肚子或者口周发红甚至肿起，则一定要注意了，在今后的一段时间里就要尽量避免吃这种食物。过敏体质的孩子应从中医角度辨别何种体质，父母可根据上述体质类型进行辨别，并且注意饮食宜忌。在中医古籍中记载有一些容易

"动风"的食物，如鱼虾、羊肉、芒果等，从现代医学角度观察，这类食物大都属于易致过敏的食物，父母在给孩子吃这些食物时要多加注意，不可过食。

有一个专门针对过敏的方子，是已故的北京协和医学院中医教授祝谌予发明的，叫作"过敏煎"，可以通治一切过敏，由银柴胡、防风、五味子、乌梅四味药组成。以5岁儿童为例，取银柴胡、防风各5g，五味子2g，乌梅2枚，加水500mL慢煮20分钟，加入适量冰糖调味后给孩子喝，味道有点像酸梅汤，孩子比较容易接受。如果父母也有过敏症状，可以和孩子一块喝，连服1周，一般都有不错的效果。

让父母最快学会看病的方法

在给孩子治病的过程中，我一般都很乐于向父母传授一些中医育儿知识，也希望他们能学会一些中医调养方法，可是，最后我发现，每次孩子身体出现问题了，父母仍然手足无措。我试着问过一些父母，都说中医太深奥，什么"阴虚""阳虚"之类的词汇把人都绕晕了，孩子一生病，完全不会辨别。

其实，我在学习中医的过程中，也有过类似的困惑，感觉中医玄奥难懂，有很多抽象概念，并且不同的中医大夫说法各不相同，这也是很多人不信中医的原因。

通过长期的中医实践，我发现中医的难点还是在整体观和辨证论治上。整体观是指我们要把人当成一个整体来看待，要将疾病和社会、自然环境联系起来，强调的是一种全局观。辨证论治是在整体观的前提下，先对疾病的性质进行分析，如寒证、热证等，再采取相应的治疗措施。

受现代医学的影响，我们总是习惯于将疾病具象化，比如孩子流鼻涕，西医诊断为鼻炎，所有的治疗都集中在鼻子上，然而，鼻子只是身体对外表达的一个窗口，需要整体去看待。如流黄鼻涕是肺热，流清鼻涕是肺寒，这就是辨证了。

然而，对于父母或初学中医的人来说，中医的辨证体系确实太复杂了，知难而退还好，就怕学了半天"走火入魔"了。

事实上，中医本是一门生活的艺术，不应该这么复杂。我在长期临床过程中，发现绝大部分儿科疾病都可以按照寒、热、积来做主要分类，不必做太细的划分，对于一般的家庭调养，这种三分法就足够了。

寒证——能量不足

寒证是指疾病性质属于寒性的证候，不管是虚寒还是实寒，外寒还是内寒，都属于寒证范畴。寒证有一些共性，容易出现寒冷、收引及功能低下的特征，比如怕冷喜暖，面色㿠白，四肢寒冷，喜欢蜷卧，口中味淡，口不渴，也可伴流清涕、流涎、咳嗽痰稀，小便清长，大便稀，舌色较淡，舌苔白而润滑。

针对寒证，需要用温阳散寒的方式来调治。饮食上要多吃温性食物，如小米、葱、蒜、生姜、茴香、羊肉等，少吃寒凉油腻食物，外治法如泡脚、捏脊、拔火罐、艾灸、熏蒸等可辅助治疗。常用中药有紫苏叶、艾叶、陈皮、桂圆等，也可根据不同疾病选用温阳散寒的中成药如风寒感冒颗粒、玉屏风颗粒等。

热证——能量过剩

热证是指疾病性质属于热性的证候。虽然不同脏腑的热表现不同，但也有共性，主要以燥热、功能亢进、局部红肿充血为特点。如皮肤干热，面红目赤，口渴，脾气暴躁，口舌生疮，咽部红肿，鼻腔干燥，痰涕黄稠，小便黄，大便干硬，舌色红，苔黄等。

针对热证要采用滋阴清热的方式调治，饮食上要多喝水，多吃苦瓜、萝卜、梨、莲藕、菠菜、芹菜、猕猴桃等蔬菜水果，少吃油炸、煎烤等易上火食品，外治法可以用刮痧、挤痧、放血等。常用中药如薄荷、白茅根、麦冬、桑叶、栀子、芦根、淡竹叶等代茶饮服用以降火，也可根据具体疾病服用蒲地蓝口服液、板蓝根颗粒、小儿豉翘退热口服液、六味地黄丸等有清热滋阴效果的中成药。

积证——通路受阻

积证的疾病性质属于瘀积不通，不同位置的症状也不相同，但往往有上下不通、运转失调的表现。如肥胖，腹胀，痰和鼻涕多而黏稠，大便秘结，舌苔厚腻。一些增生类疾病如鼻息肉、腺样体肥大、扁桃体增生、睑板腺囊肿（霰粒肿）等也属于积证的范畴。

针对积证的调治原则在"通"字上，需要的是疏通气血，让身体恢复正常的运转。饮食上要控制摄入量，可以选择顺气化痰、消积通便食物，如萝卜、山楂、陈皮、红薯、南瓜、香蕉、蓝莓、茴香等。外治法多用按摩、运动、汗蒸等方式，以加快身体的代谢。常用中药如麦芽、莱菔子、竹茹、玫瑰花、旋覆花、丁香、夏枯草等可代茶饮，中成药可根据具体病情选择小儿消积口服液、木香顺气丸、化痰止咳颗粒、二陈丸等。

事实上，以上三种类型并不是独立划分的，往往会出现交叉，比如感冒外寒里热，也可能伴随积食，此时要根据最主要的症状来区分，也就是中医的抓主症，为的是把主要矛盾先解决，次要矛盾也就好处理了。

病急不要乱投医，初步诊断很重要

说起孩子的急性病，很多父母都有体验，比如水痘、幼儿急疹、猩红热、疱疹性咽峡炎、腮腺炎等，在疾病初期，症状表现并不明显，或者父母并未关注，等到爆发后又感到措手不及。所以，了解小儿常见急性病的特点非常重要，可以在第一时间对疾病进行判断，并采取相应措施。

传染性强的呼吸道急性病

疱疹性咽峡炎：孩子突然发烧，一般体温中等（38.5℃左右），使用退烧药降温后很快又升上来。小一点的孩子一喝奶或水就哭，大一点的孩子会说自己嗓子疼。这时候父母先让孩子张口，吐舌，然后发"啊"音，用灯光照着仔细观察，如果咽部靠近上颚的地方有明显的充血点或白色的疱疹，就可以初步判断是疱疹性咽峡炎了。

化脓性扁桃体炎：相比咽峡炎，化脓性扁桃体炎一般体温较高，孩子咽痛较明显，进食受到明显的影响。此病最明显的特征是，孩子咽部两侧的扁桃体会有明显的红肿、化脓，如果有这个表现基本就确定是化脓性扁桃体炎了。

流行性腮腺炎：流行性腮腺炎中医称为"痄腮"，最早的症状是咀嚼和吞咽疼痛，尤其是吞咽酸性液体如醋或柠檬汁时。一般可见发热较高，双侧耳根处（腮腺）有明显压痛或红肿疼痛。流行性腮腺炎的发热一般在5天左右。

水痘：一般多见于1~6岁的儿童，属呼吸道传染病。一般发烧1~2日后即进入发疹期，皮疹分布以躯干为多，面部及四肢较少，呈向心性分布。水痘的特点是出水疱样皮疹，并且从出疹到结痂仅需6~8小时，皮疹发展快是该病主要特征。

甲型流感：出现感冒症状，发热、咽痛、咳嗽、流涕等，与普通感冒不同的是，甲型流感一般伴随严重的头痛、全身肌肉酸痛的症状，发热温度可达39～40℃，持续3天后温度渐退，有的甚至需要一周的时间才能退烧。

乙型流感：乙型流感症状和甲型流感相似，但很多孩子都会说小腿疼痛明显，并且可以看到颜面潮红，眼结膜外眦充血，咽部充血，软腭上有滤泡等。

以上疾病都是经呼吸道传染的急性病，当孩子出现类似症状时，父母先别慌张，首先要做的是控制体温，可以根据孩子体温状态服用退烧药，中成药一般都是运用清热类的如蒲地蓝口服液、小儿豉翘退热颗粒、连花清瘟颗粒等。初步处理后如症状没能得到缓解，再带孩子去医院检查。

有窒息风险的呼吸道疾病

小儿急性喉炎：多起病较急，早期以喉痉挛为主，咳嗽声像小狗的叫声，严重者喉头水肿会造成窒息，出现面色发绀、烦躁不安、鼻翼扇动，出冷汗，脉搏加快等缺氧症状，一般白天症状较轻，夜间加重。

过敏性哮喘：如果孩子受到某种刺激，如吸入或接触过敏原、上呼吸道感染、运动、精神刺激等，突然出现剧烈咳嗽、胸闷、气喘，有的还能听到胸肺部有"吱吱"的哮鸣音，这多是过敏性哮喘的症状。

小儿急性肺炎：孩子发热较高，伴随精神萎靡，咳喘严重，特别是能看到鼻翼一张一张地扇动，口唇发青或发紫，父母用耳朵贴近孩子胸壁，能听到"咕噜儿""咕噜儿"的小水泡音。一旦出现上述症状，提示可能是急性肺炎，病情严重，不可拖延。

以上三个疾病是有窒息风险的，父母如看到有相似症状要及时带孩子去医院，不可自行处理。

几个胃肠道感染的急性病

手足口病：一般多见于5岁以下的儿童，是肠道病毒引起的。孩子如接触到这种病毒，没有及时洗手，就可能被传染。一般发热比较急，可以见到口腔黏膜出现疱疹或溃疡，同时，掌心、足底也可见红色疱疹，也有的孩子全身出现皮疹。

急性胃炎： 起病较急，多在进食污染食物数小时后或24小时内发病，症状轻重不一，表现为上腹部不适、疼痛，甚至腹部绞痛，厌食、恶心、呕吐，若伴有肠炎，还可有腹泻。

急性肠炎： 主要有轮状病毒和诺如病毒感染，都会引起发热、呕吐和腹泻，只是轮状病毒感染以腹泻为主，诺如病毒感染以呕吐为主。

急性阑尾炎： 是常见的儿童急腹症，5岁以上的儿童多见。主要症状有发热（37.5~38.5℃），呕吐，腹胀，右下腹痛（麦氏点），肠鸣音减弱等。弥漫性腹膜炎的并发率和阑尾穿孔率高，甚至致死，因此必须重视。

几个表现在皮肤上的急性病

猩红热： 是细菌感染引起的，有强传染性，主要发生在冬春季节。任何年龄均可患病，但2~8岁的孩子最易被感染。主要表现是孩子的舌头很红，呈草莓样，故称"草莓舌"。另外，身上会出现猩红色皮疹，最初多见于腋下、颈部和腹股沟处。

幼儿急疹： 一般都在2岁以内发生，体温可达39℃或更高，常突起高热，一般2天左右突然退烧，热退后出疹，皮疹为红色斑丘疹，分布于面部及躯干，可持续3~4天，皮疹无须特殊处理，可自行消退，无脱屑，无色素沉积。

过敏性紫癜： 发病前可有上呼吸道感染或服食某些药物、食物等诱因。紫癜多见于下肢外侧及臀部、关节周围，为高出皮肤的鲜红色至深红色丘疹、红斑或荨麻疹，大小不一，多呈对称性，分批出现，压之不褪色，可伴有腹痛、呕吐、血便等消化道症状。

第三章

父母多一项技能，孩子的健康多一份保障

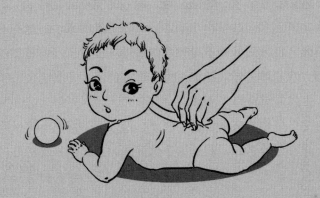

父母到底有多大的潜能呢？为了孩子，父母可以把自己逼成老师，同样也可以当孩子的保健医生。中医是一门生活的艺术，生活中的衣、食、住、行无不渗透着中医的智慧。父母只要沉下心，善于实践，善于总结，就可以掌握一些实用的中医技能，在孩子们需要时给予全方位的调治。

药膳食疗：吃出来的健康

所谓"药食同源"，指的是食物和药物之间本没有绝对的界限。古代医学家将中药的"四气""五味"运用到食物中，如中医的汤药最早源自商代的《汤液经》，作者伊尹是一名厨师，他从做饭中体悟到食物和草药的殊途同归，都可以做成"汤"来治疗很多疾病。

很多家庭都会煮梨水、炖银耳汤，也有的父母会在孩子受凉感冒的时候煮葱姜水、萝卜水，这都是几千年来流传下来的方法，也是中国人独有的智慧。但也有很多父母并不懂得食物的性味分类，在养育孩子的过程中仅仅按照西方营养学食谱来操作，这样存在的问题是只会"给予"，不懂得"抵消"或因人而异的"调整"。

有一些父母虽知道药膳食疗的好处，但让他们困惑的是，网上和书上的中药膳食疗方多种多样，面对孩子的问题时不知选择哪种好。鉴于这种情况，我按照自己的理解和生活体验对一些常见的食药材进行归类，其中的中药材都是从原卫计委公布的《药食同源目录》中选择的。用量一般以5~10g作为参考，不必太过拘泥。

有清热作用的食药材

孩子代谢旺盛，生活中最常见的就是上火。有的是因为吃了上火的东西，有的是季节原因，还有的是环境原因，不管怎样，只要我们看到了红、肿、热、痛的"火"特征，就可以给孩子用一些有清热作用的食药材。

当孩子出现面色红、嗓子红肿、口舌生疮（口腔溃疡）、皮肤红疹、耳朵红、眼结膜充血、大便干、小便黄、脾气暴躁、手足心热、舌红、苔黄等特点，基本可以判断是有内热了，可以用以下食（药）物来调理。

食材：绿豆、苦瓜、芹菜、白菜、白萝卜、苋菜、马齿苋、荸荠、茭白、冬瓜、莴笋、荠菜、赤小豆、薏苡仁、豆豉、鲫鱼、鲤鱼。

药材：金银花、蒲公英、野菊花、鱼腥草、芦根、白茅根、车前草、桑叶、淡竹叶、栀子、荷叶、余甘子、胖大海、桔梗、竹茹、薄荷、牛蒡根、葛根、海带、川贝、浙贝、夏枯草、决明子、土茯苓。

有清热作用的代表食疗方：

（1）绿豆薏苡仁粥

绿豆、薏苡仁各30g，粳米100g，冰糖适量。绿豆和薏苡仁淘洗干净，提前两个小时泡上，粳米淘洗干净，也提前半个小时泡上，锅里放水，放入泡好的绿豆和薏苡仁，开大火煮开，然后改成小火慢慢煮，煮到绿豆开花放入粳米用小火慢慢煮，粥煮好以后可以加上适量的冰糖调味。

（2）百合菊花粥

绿豆、百合各30g，菊花10g（用普通的杭白菊即可），冰糖适量。绿豆、百合、菊花洗净，绿豆和百合用清水泡20分钟。所有材料入锅，加三分之二锅的水。先大火煮开，再改小火煲1小时20分钟即可。

有祛寒作用的食药材

所谓祛寒，指的是祛除身体内外的寒邪。有的孩子是受了风寒，有的是吃了凉东西，还有的可能本身是虚寒体质，不管属于哪一种，使用偏温热的食药材，对寒邪就有很好的平衡作用。

当孩子出现寒象，如面色苍白、流清涕、怕冷、不出汗、四肢寒冷、咳嗽、白痰、胃脘凉、大便稀溏、舌色淡、苔白等症状，就可以判断有受凉或内寒，一般可以用以下食（药）物来调理。

食材：生姜、香菜、葱、辣椒、韭菜、花椒、胡椒、干姜、茴香、八角、红糖、核桃仁、桂圆、桂皮、鲢鱼、羊肉、虾、海参。

药材：丁香、肉桂、高良姜、紫苏叶。

有散寒作用的代表食疗方：

（1）葱姜红糖水

红糖10g，生姜3片，小葱2根或大葱半根。将姜和葱先用刀拍打，煮出来的姜茶更入味。准备好的姜片和葱倒入500mL的饮用水后，大火煮开，煮10分钟后关火，将煮烂的姜片和葱捞出加红糖即可饮用。

（2）生姜羊肉汤

羊肉300g，红枣5枚，生姜适量。羊肉洗净，用沸水焯烫去血水，切块。红枣洗净，放入锅内，注入适量清水，再将羊肉与姜片加入，用小火炖煮80分钟，加入适量盐调味即可。

有滋阴作用的食药材

好比森林大火需要瓢泼大雨才能浇灭，干裂的稻田需要淅淅沥沥的小雨慢慢浸润。所谓滋阴，指的是给身体补充阴液，这和清热是有区别的，清热主要针对实热，滋阴主要针对虚热。滋阴作用的食药材一般寒性较弱，父母可以放心使用。

当孩子出现消瘦、口唇干裂、皮肤黏膜干、盗汗、多梦、大便干燥、食量少、易饿、舌红少苔或地图舌等症状，就要考虑孩子是不是阴虚体质，可以用以下食（药）材来调理。

食材：梨、银耳、木耳、百合、松子、黑芝麻、桑葚、鸡蛋、鸭肉、牡蛎、甲鱼、蛏子、猪肉、牛奶。

药材：麦冬、石斛、枸杞子、北沙参、黄精、玉竹、乌梅。

有滋阴作用的代表食疗方：

（1）百合粥

干百合20g，干银耳5g，粳米60g，冰糖适量。将材料洗净，百合、银耳分别泡水待用。将粳米放入锅内，加适量水，先用大火煮沸，再用文火煮至半熟，加入泡软的百合及泡发的银耳同煮，待米和百合煮熟，银耳碎烂即成。

（2）莲藕秋梨饮

新鲜莲藕100g，秋梨100g。将二者洗净去皮，切成小块，放入锅内，加适量冷水，先用大火煮沸，再用文火煮10分钟即成，喝汤，莲藕及梨也可食用。

有补气作用的食药材

补气就是补充身体的动能。有的孩子先天肾气不足，需要培固肾气；有的孩子脾胃虚弱，不能给身体提供足够的动力，需要补益脾胃；还有的孩子在一次生病之后，身体虚弱，肺气不足，需要补益肺气。

若孩子平时总喊累，不爱运动，一运动就大汗淋漓，食欲不佳，胆小内向，不爱说话，情绪低落，有时候还会出现大便困难，夜间尿床等，就可以给他常吃补气的食物或药物。

食材：山药、土豆、莲子、香菇、栗子、大米、扁豆、豇豆、泥鳅、鸡肉、牛肉、猪肚、鳝鱼、蜂蜜、麦芽糖。

药材：党参、太子参、西洋参、白术、黄芪、黄精、甘草、白扁豆、红景天、绞股蓝。

有补气作用的代表食疗方：

（1）党参大枣粥

党参10g，大枣5个，粳米50g。将三者洗净，放入锅内，加适量水，先用大火煮沸，再用文火煮至米烂枣熟即成。

（2）薏苡仁扁豆粥

薏苡仁20g，白扁豆20g，粳米60g。将三者洗净，放入锅内，加适量水，先用大火煮沸，再用文火煮至米、豆烂熟即成。

有补血作用的食药材

中医的血虚并不等同于西医的贫血，而是指血液亏虚，脏腑形体官窍失于濡养而表现出的全身虚弱的证候。

当孩子出现脸色苍白或萎黄，手脚寒冷，皮肤干燥，指甲无血色，偶有头晕眼花、心慌气短、失眠多梦，舌色淡白，检测偶见血红蛋白偏低（贫血），就需要多吃有补血效果的食（药）物。

食材：红枣、桂圆、胡萝卜、菠菜、花生、葡萄、桑葚、荔枝、猪肝、猪心、乌贼。

药材：阿胶、何首乌、枸杞子、白芍、熟地黄、当归。

有补血作用的代表食疗方：

（1）桂圆红枣粥

小米、大枣、红糖各100g，桂圆肉50g。将小米、大枣与桂圆肉洗干净，砂锅置火上，放入适量清水，烧开下小米，然后放入大枣、桂圆，煮开后改小火。当小米快烂时，加入红糖，继续煮至粥稠即可。

（2）归参母鸡汤

当归15g，党参20g，母鸡1只，葱、姜、料酒、食盐各适量。将母鸡宰杀后，去毛，去内脏，洗净。将洗净的当归、党参、葱、姜、料酒、食盐一起放入鸡腹中，再把鸡放入砂锅内，加适量水，把砂锅放在武火上烧沸，然后再用文火炖至鸡肉熟烂即成。

有消食化积作用的食药材

现代儿童物质生活极大丰富，特别是饮食，往往容易造成孩子积食；另外有些孩子脾胃功能本身就差，也容易出现消化不良。

当孩子出现食欲减退，挑食，口臭，腹胀，大便恶臭，睡卧不安，偶尔出现腹痛，舌苔比较厚腻或舌体胖大有齿痕，就可以常吃具有消食化积作用的食（药）材了。

食材：白萝卜、山楂、陈皮、炒焦米、大麦、酸奶、香蕉、苹果。

药材：莱菔子、炒鸡内金、麦芽、谷芽、神曲。

针对消化不良的代表食疗方：

（1）山楂苹果水

山楂10g，苹果一个，白糖适量。山楂洗净切块，苹果切丁，把山楂和苹果放在锅中，加适量水，烧开后转小火，煮至山楂软烂，放少量冰糖即可食用。

（2）山药鸡内金小米粥

山药20g，炒鸡内金10g，小米适量。山药洗净，炒鸡内金研碎成粉末，与小米一起放进砂锅里，熬煮成粥服用。

有利湿化痰作用的食药材

人体的水液代谢发生障碍，就会出现水湿停滞，滋生痰湿。如痰湿在脾胃，就会出现食欲不振、呕吐痰涎的症状；如痰湿在肺，就会出现咳痰、流鼻涕、胸闷的症状；如痰湿在肌肤，就会出现湿疹、水肿。痰湿重的孩子一般舌苔较厚，可以多吃利湿化痰的食物和药物。

食材：红豆、赤小豆、萝卜、白果、蚕豆、莲子、鲫鱼、茯苓、芡实、枇杷。

药材：陈皮、橘红、枇杷叶、杏仁、桔梗、甘草、瓜蒌、木瓜、款冬花、草果、紫菀、紫苏梗。

有利湿化痰作用的代表食疗方：

（1）陈皮粥

陈皮10g，大米50g。做法：陈皮洗净，切细，水煎取汁，去渣；大米淘净，放入锅中，加入陈皮汁及清水适量，煮为稀粥服食，每日1剂；或将陈皮研为细末，每次取3～5g，调入稀粥中服食。

（2）薏苡仁赤豆茯苓粥

白茯苓粉20g，赤小豆50g，薏苡仁100g。先将赤小豆浸泡半天，将赤小豆与薏苡仁共煮粥。赤小豆煮烂后，加茯苓粉再煮，成粥后加白糖少许调味服用。

值得收藏的中药泡浴法

老一辈的人喜欢用艾草给孩子泡澡，认为可以让孩子的皮肤保持清爽，其实这就是中药的泡浴法。药浴自古以来就比较受医学界所重视，在中国已经有几千年的历史。最早的记载见于殷墟出土的甲骨文："头有创则沐，身有疡则浴。"说明在商代就有用药浴来治疗外伤和疮疡的。

药浴法遵循了中医学原理：人体是一个有机的统一整体，其皮毛、肌肉等体表组织内连脏腑，《内经》有"肺主皮毛、脾主肌肉"之论，而五官九窍经十二经脉与内脏息息相通。因此，在体表给药，经皮肤、黏膜、汗腺吸收后，通过不同方药之气味，经经络血脉系统的调节起到纠正脏腑功能紊乱、治疗疾病的作用。一方面，药浴在轻松愉快的洗浴过程中即可达到治疗疾病的目的，比传统的吃药打针更容易为孩子所接受；另一方面，药浴通过皮肤给药的方式在治疗疾病的同时，不会有内服药物所带来的副作用！

在我女儿的成长过程中，我就经常给她用药浴法，不管是刚出生时的黄疸，还是后来的皮肤湿疹、受凉感冒，药浴的方法既方便又容易让孩子接受，最关键是效果好！所以父母们一定要善于利用这种方法，让孩子在舒适的沐浴中恢复健康。

泡浴法分为足浴法和沐浴法，家长可以根据孩子的具体情况选择不同的泡浴方法。先配方选用中药，再用清水洗净药材，然后把药材装入煎药锅中，加入适量水（可以比平时煎中药的水量多一些）。注意，药材煎煮的时间不宜过长，大约20分钟即可，煎煮好后用纱布过滤，取药汤，再根据病情按不同浓度配成浴液。如果是用于预防和病情较轻者，浓度可低一些，药汤中加入温水，兑成半盆浴液即可；如果病情较重，则稍微少加点水，保证浴液能有较高浓度。值得家长注意的是，不要以为药浴的浓度越高越好，有时候高浓度的药浴反而会刺激孩子娇嫩的皮肤，治病不成倒起了反作用。

此外，药浴过程中，要把握好以下几点：

（1）禁止饭后立即入浴或空腹入浴；浴前浴后要适当给孩子补充水分，多喝一些温水；

（2）给孩子药浴时要注意保暖，室温应调节至24～26℃，切忌让孩子受凉，浴后要立即擦干皮肤，穿好衣服；

（3）药液的温度要掌握好，太热易烫伤，太冷易感冒，最好在43℃左右；

（4）皮肤有破溃时不能泡浴，孩子发烧超过38℃时也不能泡浴。

穴位贴敷，安全又有效

　　小孩子由于身体机能还没有发育完善，平时很容易出现感冒、发烧、咳嗽、腹泻等各种问题，大多数孩子在病了之后都是非常抗拒吃药的，一点也不配合，这让很多父母非常头疼。其实这个时候父母们可以给孩子试一试中药贴敷疗法，因为孩子的皮肤渗透性好，通过贴敷可以起到很好的治疗作用。

　　中药贴敷具有悠久的历史，它起源于原始社会，我国现存最早的医方专著《五十二病方》中就记载了植物外敷伤口可以减轻疼痛和止血，并可治疗毒蛇咬伤，为后世广泛应用。华佗在《神医秘传》中治脱疽"用极大甘草，研成细末，麻油调敷极厚，逐日更换，十日而愈"。到了两晋、唐、宋时期，穴位贴敷疗法又有不断改进和创新，李时珍的《本草纲目》中收载了大量穴位贴敷疗法，治疗小儿口舌生疮、小儿赤眼及大腹水肿等至今仍在沿用。

贴敷的主要位置

　　肚脐（神阙穴）：是生命之初，是孩子从母体获得养分的纽带。其实，肚脐的作用远不止于此。就肚脐的部位而言，内为小肠和大肠的居所，位于人体正中，是上下左右交通之枢纽，是升降出入的关键部位，是气机的中转站。肚脐局部为腹壁最薄之处，易于药物穿透和弥散，且脐下两侧有丰富的动静脉血管网，在肚脐外敷药物，易于吸收，更利于发挥药物作用。

　　足底（涌泉穴）：足底汇聚了人体各大经络，集中了人体所有的反射区，对应着人体各大器官，多年前就有关于利用足底按摩治疗全身疾病的先例。人体经络和血液全身相通，各器官的血液和垃圾毒素都要经过足底，而血液则向全身输送养分，同时也携带垃圾到全身各处，清气上升，浊气下降，所以，足底沉积的毒素是全身最多的，通过贴敷可以引血下行，同时可以帮助排出身体内部的病邪。

贴敷的操作方法

根据所选穴位，采取适当体位，使药物能贴敷稳妥。贴药前，定准穴位，用温水将局部洗净，或用酒精棉球擦净，然后敷药。也有使用助渗剂者，在敷药前，先在穴位上涂以助渗剂与药物调和后再用于贴敷。

对于所敷之药，无论是糊剂、膏剂或捣烂的鲜品，均应将其很好地固定，以免移动或脱落，可直接用胶布固定，也可先将纱布或油纸覆盖于其上，再用胶布固定。目前有专供贴敷穴位的特制敷料，使用固定都非常方便。如需换药，可用消毒棉球蘸温水，或各种植物油，或石蜡油，轻轻揭去粘在皮肤上的药物，擦干后再敷药。

一般情况下，刺激性小的药物，每隔1～3天换药1次，不需溶剂调和的药物，可适当延长至5～7天换药1次；刺激性大的药物，应视患者的反应和发泡程度确定贴敷时间，数分钟至数小时不等，如需再贴敷，应待局部皮肤基本恢复正常后。

贴敷的注意事项

第一，贴敷时间的长短要依据孩子的年龄大小而定。年龄越小，皮肤越娇嫩，贴药时间就越短，一般控制在2小时左右。这里要注意，因个体差异，以孩子皮肤的耐受力为准，时间需要父母根据孩子的反应去调整。

第二，随时观察孩子的皮肤反应，多注意孩子的表现。根据个体差异，部分孩子贴敷后局部皮肤会出现潮红、轻度刺痛，此属于正常现象，切忌抓挠或淋浴揉搓，一般不需做特殊处理，让其自然吸收。若出现红疹甚至水疱，此为不良反应，用碘伏消毒后一般能自愈。

第三，在贴敷期间要注意忌口。孩子应忌食寒凉、发物、海鲜、酸奶、冰激淋、巧克力、辛辣等刺激性食物，以及油腻不好消化的肉类等。

第四，贴药后让孩子于凉爽处安静坐立，不宜做剧烈活动，以免出汗过多引起药膏移位或脱落。当日不宜游泳，贴敷后忌立刻洗澡，建议沐浴时用清水外洗，不宜用较多的碱性洗剂以防止皮肤过敏。

第五，贴敷结束后，撕下胶布的处理要做好。如果贴敷胶布粘得太牢，可以先用毛巾热敷两分钟后再撕下，以减少孩子的疼痛。

父母是孩子最好的按摩师

正确的健康育儿理念就是尽量用对孩子"伤害"最小的医疗方法来解决孩子的健康问题，尤其是用没有任何危害的方法，给孩子保健，使孩子少生病。中医发展了几千年，经过无数人的身体实践，是祖先留给我们的宝贵财富，而小儿推拿又是中医学一绝，通过给孩子按摩经络可以激发人体自带的天然大药，不用打针吃药就能防病、治病。并且按摩的方法简便易学，没有任何中医学基础的父母，也可以立刻上手。

父母是孩子最好的按摩师，因为按摩不仅能够治病保健，更是能够增进亲子关系、给孩子足够安全感的有效方法，能够让孩子的心理发展更加健全。所以，父母们应该行动起来，好好学习一下儿童按摩，把握按摩的最佳年龄，"手"护孩子的健康。

父母给孩子推拿要注意的事项

（1）小儿推拿适用对象为12周岁以内的孩子。

（2）给孩子推拿时，应选择避风、避强光、噪音小的地方；室内应保持清静、整洁，空气清新、温度适宜。推拿后注意避风，忌食生冷。

（3）推拿时父母要保持双手清洁，摘去戒指、手镯等饰物。指甲要常修剪，刚剪过的指甲一定要用指甲锉锉平，冬季推拿时双手宜暖。

（4）孩子过饥或过饱，均不利于按摩疗效的发挥。在孩子哭闹之时，要先安抚好孩子的情绪，再进行推拿。

（5）孩子皮肤娇嫩，按摩时切勿抓破孩子皮肤。家庭推拿一般可使用按摩油或爽身粉等介质，以防推拿时引起皮肤破损。

（6）小儿推拿手法的操作顺序：一般是先头面，次上肢，再胸腹腰背，最后是下肢。小儿推拿手法操作时间的长短，应根据病情、体质而定，因病因人而异。如果仅按摩一侧手部的穴位，可不论男女，均按摩左手。

（7）一般情况下，小儿推拿一次的时间为10～20分钟。但由于孩子病情和年龄的不同，在推拿次数和时间上也有一定的差别。年龄大、病情重，推拿次数多，时间相对长；反之，次数少，时间短。一般每日一次，重症每日两次。需长时间治疗的慢性病7~10天为一个疗程。一个疗程结束后，可休息数日，再进行下一个疗程的治疗。保健性按摩，可针对不同的系统，进行每日一次或隔日一次的规律性按摩。推拿时穴位可以相对治疗时少取，刺激程度应略低，时间保持在15分钟左右。

（8）小儿推拿的禁忌证有：骨折、创伤性出血；皮肤破损、皮肤溃疡，烧伤、烫伤，急性、烈性传染病，高热及危重病症等。

（9）最后一点，也是最重要的一点，进行小儿推拿治疗前，必须有明确的诊断。如果父母不能肯定，请先送医院就诊！孩子疾病，瞬息万变、刻不容缓，请父母不要疏忽大意。

早捏脊、晚摩腹，孩子保健的好方法

如果说有什么按摩方法是父母必须掌握的，或者说对孩子最重要的，那一定是捏脊和摩腹，因为这两个手法一后一前，捏脊可以升发身体的阳气，摩腹可以促进消化机能，两者配合，对孩子的保健效果非常好。

一、早捏脊

捏脊作用在脊柱两旁，主要起刺激皮下神经、激发身体功能的作用。中医将后背的正中线叫督脉，意思是总督全身经脉的意思，捏脊能起到升举阳气的作用，所以晨起捏脊效果最佳。

推荐的捏脊方法：双手大拇指和食、中二指指腹相对，捏住孩子脊柱两旁的皮肤，两手交替提捻，从尾骨（长强穴）一直到第七颈椎（大椎穴）。作用力度从轻到重，以孩子能忍受为宜，每天晨起做6～9遍。

很多父母反映说孩子不配合，其实还是方法不对或孩子还在适应中。在捏脊之前可以先搓揉后背热身，捏的时候不要用力掐皮肤，而是含住皮肤即可，同时对孩子的鼓励很重要，一般方法正确孩子会很享受。

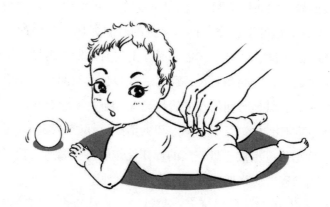

二、晚摩腹

摩腹作用在全腹部，而身体的脏器大多集聚于腹腔，摩腹可以改善皮下血液循环、促进消化机能等。中医讲腹为阴，摩腹有养阴作用，晚上摩腹有利于消化系统的通畅，进而改善孩子的睡眠，保证身体得到充分的休息。

推荐的摩腹方法：用手掌掌面，在孩子的腹部绕肚脐做顺时针方向的环形摩动。手要温热，摩动手法要柔和连续，不可忽快忽慢，力度忽重忽轻。一般晚饭后一小时或睡前操作，频率控制在40~60次/分钟，一共摩腹5~10分钟。

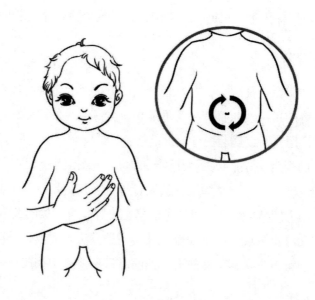

摩腹手法看似简单，但要求手腕放松，从容柔和，不可匆忙敷衍，要心无旁骛，这样才能取得好的效果。

早捏脊、晚摩腹，对孩子的益处是全方位的，特别是对反复生病的孩子，凡是认真实施的父母都收到了很好的效果。事实上，这其中蕴含的是中医学智慧：早上捏脊以调动气血，晚上摩腹以平复气血，也就是阴平阳秘。很多父母学过捏脊，但都选择睡前捏，这样容易让孩子兴奋，反而不利于睡眠。

给阳虚的孩子最好的"艾"

我们经常说孩子是"纯阳之体",所以一谈到艾灸,很多人都觉得不适合孩子,认为艾灸会让孩子上火,反而加重一些疾病。其实这种观点是不全面的,在现实生活中,有不少孩子不仅不是"纯阳之体",反而阳气亏虚得很严重,平时面色苍白、手脚冰冷、胆子小、声音低微无力。针对阳气虚弱的孩子,艾灸就是一种最好的方法了。

艾灸的操作

艾灸的方法有很多,但不一定都适合孩子,一般比较推荐两种,第一种是手持艾条进行悬灸,第二种是用艾灸杯,这两种方法相对简单实用。

1.悬灸:即悬空施灸,是不借助任何灸器,以左手按穴、右手持艾条悬空操作的一项艾灸技术。此法比较多用,优点是比较好掌控温度,缺点是安全性差,需孩子充分配合。

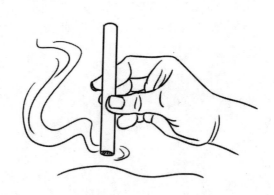

2.陶罐灸：网上可以买到一种艾灸杯，就是把艾炷固定在杯底，然后父母手握艾灸杯，将杯口对着孩子的穴位进行艾灸，比较安全，温度也好掌控，这种艾灸方法我比较推荐。

艾灸的注意事项

1.穴位选择：要针对孩子的生理病理特点，选取相关腧穴，不宜过多。

2.艾灸时间：要循序渐进，初次使用灸法要注意掌握好量，先少量、小剂量，如用小艾炷，或灸的时间短一些，壮数少一些，以后再逐渐加大剂量，不要一开始就大剂量进行。

3.儿童皮肤对温热疼痛感觉敏感度较差，加上小孩好动，不能好好配合，所以在施灸时要格外小心，大人要将自己的手放在小孩施灸部位，以感知灸温的强弱，谨防烫伤。如施灸不当，局部烫伤产生灸疮，应注意护理创面或及时就诊。

4.最好在空气流通、清洁干燥的房间中进行。

5.保健艾灸可根据小孩的具体情况采取不同的施灸方法，一般要坚持1～6个月。

6.施灸后4～6小时不宜洗澡，施灸前后要多喝一些温开水。

7.施灸期间不可食用寒凉食物（如凉水、瓜类、大部分南方水果）、辛辣刺激食物、腥膻油腻食物（肉食，煎炸食物等）、含有添加剂的饮料等。

最适合艾灸的三种疾病

艾灸是一种自然疗法，其效果明显。中医有"七年之病，求三年之艾"之说，意思是指顽固的陈年旧疾需要用陈年的艾条来灸治。对于孩子来说，什么病算得上是陈年旧疾呢？我总结主要有以下三种：

第一，慢性哮喘。中医认为肺气亏虚是哮喘的主要原因，表现为面色苍白，气短懒言，乏力倦怠，容易出汗，经常感冒，平素食欲较差。哮喘的孩子可灸身柱穴（位于背部后正中线上，第三胸椎棘突下凹陷处），隶属督脉，灸身柱可补气壮阳，益智健脑。将此穴灸透，每次30分钟以上。

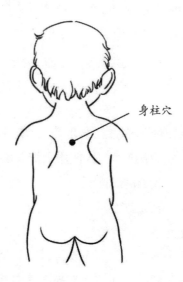

身柱穴

第二，虚寒腹痛、腹泻，可以灸神阙穴。神阙：位于肚脐正中心，经络之总枢，经气之会海，通过任督冲带四脉而统属全身经络，联系五脏六腑。每次灸5～15分钟左右，年龄越小时间越短。

第三，遗尿。针对肾虚型遗尿，可以灸关元穴，以固本培元，加强膀胱的约束力。关元：位于肚脐下三寸（孩子四指宽度）处。每次灸15分钟，连续灸一周为一个疗程。

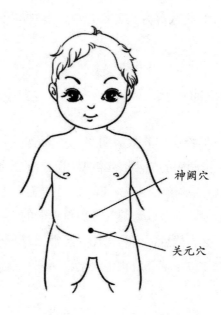

神阙穴

关元穴

耳穴疗法：耳朵上的健康钥匙

　　在生活中，我们经常会看到有些人在耳朵上贴着几个"小纸片"，还时不时地会用手捏一捏，这种做法让周围的人非常不解。其实这就是中医的耳穴疗法，是通过胶布固定王不留行籽来按压耳朵上的穴位从而治疗疾病的一种方法。

　　人体内脏机能的好坏可以通过身体的某个部位反映出来，这叫全息投影，比如脸、手掌、足底都有全息图，除此之外，我们的耳朵也是暗藏乾坤。《内经》上讲："耳者，宗脉之所聚也。"认为耳不是一个孤立的器官，十二经脉皆通于耳，它和全身经络及五脏六腑都有着密切的联系。耳穴疗法是中医自古以来都在沿用的一种疗法，20世纪50年代法国医生诺吉尔也发布了耳廓形如"胚胎倒影"的耳穴图，目前耳穴疗法已经风靡全球100多个国家和地区。

　　我在临床中观察发现，耳穴疗法对孩子的假性近视、抽动症、多动症、遗尿以及神经性尿频的治疗效果很好，所以有这些问题的孩子父母可以给孩子做耳穴治疗。

耳穴治疗的准备

　　在做耳穴治疗前，先要准备几个工具，包括耳穴模型、探棒、镊子、王不留行籽贴豆，这些都可以在网上买到，价格也很便宜。耳穴图或耳穴模型可以直观地显示出耳朵上的穴位，父母对照这些穴位就可以给孩子治疗了。

　　有的人看到耳朵上密密麻麻的穴位就晕了，事实上，并不是所有的穴位都要用到，父母只需掌握主要的穴位即可。视力问题一般可选眼、肝、肾、心、目1、目2，抽动症可选肝、心、神门、肾、脾，多动症可选心、神门、交感、脑干、皮质下，遗尿可选肾、膀胱、神门、脾、皮质下，神经性尿频可选尿道、肾、膀胱、神门、皮质下。

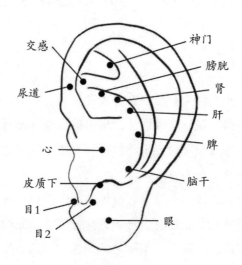

除了以上的配穴外，找到阳性反应点也是耳穴治疗的关键。所谓阳性反应点，就是指耳廓上有异常表现的位置，比如皮肤颜色红、紫，或存在结节、隆起，或是血管充血，也可用探棒按压，异常疼痛处就是阳性反应点。如果在孩子的耳朵上发现阳性反应点，说明存在气血阻滞的问题，可以直接在阳性反应点上贴豆治疗。

贴耳豆的操作方法

首先准备好工具：酒精棉球、镊子、耳豆贴（王不留行籽）、探棒。通过探棒探得阳性反应点或选择需要刺激的穴位，用酒精棉球消毒皮肤，待干后，用镊子取一个耳豆贴，将耳豆对准要贴的阳性反应点或穴位轻轻贴上，然后用手按压贴实，力度以孩子能忍受为宜。

耳豆每次贴6～10个（双侧）穴位，不宜太多。贴耳豆后洗澡或洗头要注意防水，否则容易脱落。一般贴2～3天就可以摘下来了，不然皮肤敏感的孩子可能会因胶布贴敷过久而过敏。

拔罐、刮痧：不应被遗忘的"土"方法

俗话说"刮痧拔罐，病好一半"。谈到刮痧、拔罐，每个中国人都有自己的记忆。记得小时候中暑了，爷爷会用一个瓷勺，给我背部涂点油后刮痧，刮完不久我就退烧了。这些看上去似乎很"土"的方法，却能很快解决问题，这也是为何在民间一直流传这些方法的原因。

有一部叫《刮痧》的电影，讲的是一个华裔家庭的小孩腹痛，中国爷爷用刮痧的方法给孙子治病，被老师发现后以虐待儿童罪将孩子父母告上了法庭。这部电影反映的是中西方文化冲突，也呈现了很多信奉西方科学的人不相信刮痧、拔罐方法的原因。作为本土年轻一代的父母，很多人反而不敢也不会使用这些方法给孩子治病了。

令人欣慰的是，随着文化日益交融，刮痧、拔罐的方法逐渐走向国际舞台。近些年，刮痧、拔罐的方法在西方国家也流行起来，比如泳坛巨星菲尔普斯、NBA球星库里都是拔罐、刮痧的爱好者。事实上，这类中医外治法在美国军队也得到了广泛运用，这些都充分说明刮痧、拔罐的方法有确切疗效。

刮痧、拔罐为何对疾病有治疗作用？这也是我一直在思考的问题。传统中医认为刮痧、拔罐可以去热毒、排寒湿、散瘀血，但这些概念玄之又玄，老百姓很难理解。通过长时间的实践，我的理解是：刮痧会破坏皮下一些陈旧的、膨胀的毛细血管，形成皮下瘀血，一方面解除了毛细血管的压力，另一方面在身体修复过程中更新了皮下的血液循环；拔罐通过负压可以打开受凉后闭合的毛孔，帮助身体排出皮下水汽（汗液），促进身体的水液代谢，同时也有更新血液循环的作用。种过地的朋友都知道，在播种之前，要把地先翻一下，目的是便于种子扎根和生长，刮痧、拔罐，就相当于给你的表层皮肤腠理"松土"。

通过刮痧、拔罐，在孩子皮肤出痧后，形成的瘀斑往往会让很多父母却步，觉得很可怕，其实这相比很多药物疗法来说，对孩子的伤害很小，父母们完全可以放心。

怎样给孩子刮痧

首先要说明的是，一般大于3岁的孩子才考虑用刮痧的方法。小孩取坐位或俯卧位，松解衣服，暴露颈背部及手部即将刮痧的皮肤，用热毛巾擦拭、清洁，再均匀地涂抹上清水或油剂润滑。一般要选用比较光滑的材料，如水牛角、白玉，同时需要借助介质，如润肤霜、橄榄油或者专用的刮痧油。操作时手持刮痧板与皮肤呈45°，轻轻向下顺刮或从内向外反复刮，逐渐加重，刮时要沿同一方向，力量要均匀，采用腕力，一般刮10～20次，以局部皮肤红润或出现紫红色斑点为度，但不可一味追求出痧而加重手法或延长刮痧时间。

刮痧后应及时擦干皮肤，让孩子穿好衣服，饮用温水并休息。刮痧治疗后为避免风寒之邪侵袭，须待皮肤毛孔闭合恢复原状后方可洗浴，一般约4小时左右。另外，孩子刮痧不可太频繁，一般每次生病刮一次即可，日常保健一周仅可刮一次。对于病情重、进展快的孩子，应及时到医院就诊，不可单用刮痧疗法，以免延误病情。

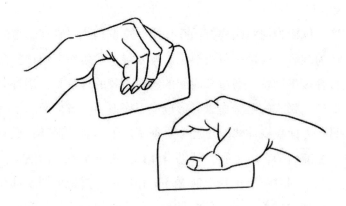

如何给孩子拔罐

　　当孩子大于5岁并能够充分配合，就可以采用拔罐的方法，一般对感受风寒引起的感冒、咳嗽效果很好。给孩子拔罐选用口径4cm左右的玻璃罐，操作前暴露需拔罐部位（选择肌肉较为丰满、平整处），可适当涂抹一些润肤油。用血管钳夹取95%酒精棉球（注意要适当挤干酒精），点燃；左手持罐，罐口向下，右手持燃有酒精棉球之血管钳，迅速伸入罐内绕一圈，立即抽出，同时将罐扣在所选部位上；待罐内皮肤隆起并呈红紫，留置5～10分钟。起罐时，动作要轻柔，先以食指按压罐边的皮肤，同时将罐向另外一侧倾斜，使空气进入罐内，这样罐子就很容易脱落，千万不要用手直接拔，以免损伤孩子的幼嫩皮肤，增加痛苦。

　　以上的拔火罐动作如果不熟练可能会烫伤孩子，所以父母若没有经验可以先选用抽气罐（网上或药店有卖），安全性较高，只是效果相对差一些。另外要注意，拔罐当天不能洗澡，并注意避风寒，因为人体毛孔打开后容易受凉，这一点父母需要注意。

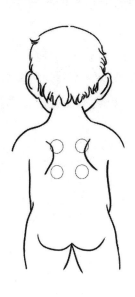

吮痧、挤痧——适合幼儿的出痧方法

　　针对年龄较小的孩子，也有代替刮痧、拔罐的方法，那就是吮痧和挤痧。吮痧用父母的嘴，挤痧则用手，这两种方法对孩子来说没什么痛苦，加上幼儿皮肤本身娇嫩敏感，也能取得好的疗效。

　　吮痧又名吸痧、嘬痧，它与刮痧一样，都是为了让皮肤局部出现红色粟粒状或暗红色出血点等"出痧"变化。区别在于刮痧是用刮痧板或类似的工具及手法，通过反复刮动、摩擦，使皮肤出痧。而吮痧用的工具是父母的嘴巴，用父母带有温度的柔软双唇代替冰冷的刮痧工具。吮痧的具体操作方法是：父母轻轻张开嘴，呈O字形贴于孩子的皮肤上，同时稍微用点力，把嘴唇贴着部分的肉轻轻吸起来。然后舌头轻轻地顶住这块肉，像拔河一样往喉咙深处用力拉。吸的时候要注意牙齿不要碰到孩子的皮肤，不然牙齿会对皮肤产生压迫感，引起孩子的不适。一般吮吸15~20秒再松开，只要用力对，这个地方也确实有问题，马上就会有痧出来。

　　另一个是挤痧法，我平时给孩子治病时用得较多，我经常跟孩子说是"挤小星星"。挤痧法没有明显的疼痛感，孩子能很好接受。具体操作方法是：双手食指和拇指相对，对准要挤痧的皮肤位置，将皮肤挤成一个"◇"的形状，慢慢持续用力挤压3~5秒，以出痧为度。需要注意的是，挤痧时要注意观察孩子的反应，不可使用蛮力，以孩子能忍受为度，并且父母在操作前要剪指甲，以免划伤孩子，这种方法相对吮痧来说更加卫生，并且选穴也更加精准。

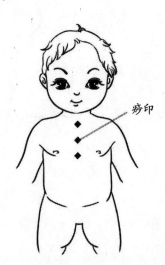

痧印

中成药的家庭使用指南

　　说到儿童错误用药，中成药的乱用绝对排得上号。家长对中成药的态度，也分成很明显的两个阵营，一方青睐于用中成药解决孩子常见的病症，反对西药；另一方则是谈"中成药"色变，完全不敢给孩子用。其实两方都是欠妥的，合理运用中成药才是广大家长需要掌握的。

　　市面上中成药鱼龙混杂，家长们运用时也需要中医理论的支撑，说明书往往只描述症状，没有理论分析，很容易误用滥用。事实上，很多医生开中成药也是缺乏中医理论指导的。所谓"是药三分毒"，不正确地使用中成药对孩子的伤害很大，家长们需要仔细区分。

中成药的使用原则

一、优先选用小儿专用药

　　小儿专用中成药一般在说明书上都列有与孩子年龄或体重相应的用药剂量，应根据推荐剂量选择相应药量。专供孩子服用的中成药，大多在药名中含有"小儿""娃娃"或"儿童"等字样，以和成人药相区别，有些是在包装上画有小儿肖像或直接注明小儿用药，这些都可供选用时参考。

二、非小儿专用中成药应结合具体病情

　　非小儿专用的中成药，如蒲地蓝消炎口服液、猴枣散、双黄连、抗病毒口服液、肺力咳合剂、蛇胆陈皮口服液、止喘宁口服液等，也常用于小儿，在保证有效性和安全性的前提下，可根据儿童年龄与体重选择相应药量。一般情况3岁以内服1/4成人量，3～5岁服1/3成人量，5～10岁服1/2成

人量，10岁以上与成人量相差不大即可。

选药时家长不要被商品名所迷惑，比如蒲地蓝消炎口服液，可能不少人认为他有类似于抗生素的抗炎作用，实际上，其成分蒲公英、紫花地丁等药物的抗病毒作用更强些。还有小儿柴桂退热颗粒，表面看有退热作用，但中药退热的效果并不符合现代人急躁的心理，因此建议家长还是尽可能多看看说明书，并向中医师或中药师请教，这样才能尽可能减少用药失误。

三、尽量避免使用含有较大毒副作用成分的中成药

如朱砂安神丸口服可引起口腔炎、蛋白尿及严重的药源性肠炎，黑锡丹久服可致严重铅中毒，牛黄解毒片口服可引起过敏性血小板减少、过敏性膀胱炎和过敏性皮炎，羚翘解毒丸或银翘解毒丸口服可引起严重的过敏性休克。这些反应虽都较为少见，但一旦发生，病情都较严重，类似上述药物应避免给孩子使用。又如先声咳喘宁中含有罂粟壳，止咳效果很好，但小婴儿尽量不要应用。王氏保赤丸中有大黄，腹泻者慎用。

四、应尽量单用一种中成药

经常见到一些医院或家长给孩子开蒲地蓝加双黄连或者抗病毒口服液等，这种搭配是不对的，因为蒲地蓝属清热解毒中药，而其他很多治疗上呼吸道感染的中成药中也有清热解毒成分，因此建议家长，如果你不知道成分是什么，尽量服用一种，不要两种甚至三种合用。

五、注意严格按照药量服药

如果未遵医嘱或药品说明书擅自加大剂量，可能会导致药源性疾病的发生。如婴儿素，它由多种中药及碳酸氢钠组成，在常用量下是一种良好的镇咳祛痰药。但据新闻报道，曾有一个42天的男婴，因在一天内服了1包婴儿素，导致出现了深睡状态，呼吸骤停，经抢救才脱离危险。这是由于该药含有中药川贝，而川贝中含有的贝母碱大剂量使用可引起呼吸中枢抑制，出现呼吸衰竭。

六、注意选择适当的给药时间，并遵医嘱服用

一般来说，健脾药、补益药、止泻药等饭前服奏效迅速；驱虫药宜在早上空腹时服，安神药宜在临睡前服；制酸药宜在饭前服，以中和胃酸并增强对胃黏膜的保护作用；祛痰药饭前服可通过药物刺激胃黏膜，间接促进支气管分泌物增加；对胃有刺激性的药应在饭后服，这时胃内充满食物，药物被稀释，可缓和对胃黏膜的刺激。

七、外用药也要注意用药部位及用药量

与成人相比，孩子的皮肤特别娇嫩，且表皮较成人薄，各层发育均不完善，故比成人更易受到药物刺激。因此给孩子外用中成药制剂时，应注意用药部位及用药量，特别是使用刺激性强、毒性大的药物时更应慎重，如风油精、驱风油等。且用药范围不宜过大，药量也不宜过多，皮肤损伤部位以及靠近眼睑、阴囊等处不宜应用，谨防误入眼睛。

总之，儿童使用中成药应注意其生理特殊性，根据不同年龄阶段儿童的生理特点，遵医嘱选择恰当的药物，给药时间、用药部位及用药量都应遵医嘱使用。

儿童中成药使用参考

一、感冒

分类	症状特点	中成药
风寒感冒	流清涕、打喷嚏、咳白痰、怕冷、无汗，发热一般不高，咽痛不明显，舌淡红苔白	儿感清口服液、保婴丹、小儿清感灵片、小柴胡冲剂
风热感冒	咽痛、流黄涕、头痛、干咳或咳黄痰，发热一般较高，舌红少苔或黄腻苔	小儿感冒口服液、小儿解表口服液、小儿豉翘清热颗粒、儿感退热灵口服液、小儿感冒茶
暑湿感冒	头昏脑胀、恶心呕吐、全身困重无力、食欲不振、舌苔厚腻。夏季或高温后多见	小儿暑感宁糖浆、藿香正气口服液（怕冷）、十滴水（不怕冷）

分类	症状特点	中成药
气虚感冒	平素体弱，反复出现感冒，易出汗，少气懒言，舌淡白苔薄白	辛芩颗粒、玉屏风颗粒
流行感冒	传染性强，头痛、咽痛，发热较高，也可出现小腿疼痛	小儿热速清口服液、连花清瘟颗粒、板蓝根颗粒、双黄连、流感丸

二、咳喘

分类	症状特点	中成药
寒咳	咳嗽痰稀，咽痛不明显，舌苔薄白，鼻流清涕等	儿童清肺口服液（丸）、小儿宣肺止咳颗粒、解肌宁嗽口服液
热咳	咽痛明显，局部红肿，发病较急	小儿咽扁颗粒、蒲地蓝口服液、小儿清热止咳口服液、儿童咳液
痰热咳	咽痛，咳黄痰，大便干，口臭	小儿清肺散、小儿清肺化痰口服液、肺热咳喘口服液、小儿珍贝散、复方鲜竹沥液
痰咳	痰多，晨起明显，不欲饮食，腹胀，舌苔厚	小儿消积止咳口服液、小儿止咳糖浆、二陈丸、参苓白术颗粒
燥咳	咽干，少痰，口干，大便干，夜间咳嗽明显，舌红少苔	小儿消咳片、川贝枇杷膏、养阴清肺颗粒、百合固金片
喘咳	咳喘，气短乏力，反复发作，面色苍白，易出汗	小儿治哮灵片、通宣理肺口服液、小儿化痰止咳颗粒、小儿咳喘颗粒、小儿久嗽丸

三、鼻炎

分类	症状特点	中成药
寒性鼻炎	以鼻塞、打喷嚏为主，多在受凉后加重	玉屏风颗粒、辛芩颗粒
热性鼻炎	以鼻痒、鼻出血为特征，可伴随鼻尖红，鼻窍黏膜红肿，烦躁易怒，大便干，小便黄等特点	小儿鼻炎片、鼻渊通窍颗粒、辛夷鼻炎丸
湿性鼻炎	以流浓鼻涕、头痛为主要特征，可伴随肥胖、痰多、食欲不振、舌苔厚腻	参苓白术颗粒、藿胆丸

四、消化不良

分类	症状特点	中成药
积食	腹胀，不欲饮食，口臭，手心热，睡卧不安，喜欢趴着睡，舌苔厚腻	大山楂丸、小儿七星茶颗粒、健胃消食片、小儿化积口服液、小儿化积散、小儿增食丸
脾胃虚弱	素来食欲差，消瘦，面色黄，头发枯槁，脸上白斑，可伴疲乏无力	儿康宁糖浆、小儿化积健脾丸、小儿麦枣片、小儿扶脾颗粒、小儿参术健脾丸、肥儿丸、启脾丸、小儿复方鸡内金散

五、便秘

分类	症状特点	中成药
热秘	大便干硬，口臭，腹胀，手心热，脾气暴躁，夜啼	枳实导滞丸、麻子仁丸、三黄片
虚秘	便秘时间长，平素少气懒言，消瘦	参苓白术颗粒、润肠丸，保赤散、补中益气丸

六、腹泻

分类	症状特点	中成药
伤食泻	腹痛腹泻、肠鸣，大便臭秽，泻后痛减，嗳腐酸臭，不思饮食；或泻而不畅，大便常夹杂不消化食物	保和丸、小儿止泻安颗粒、小儿止泻膏、小儿止泻灵颗粒、山楂麦曲颗粒
湿热泻	腹痛即泻，泻下急迫，或泻而不爽，粪色黄褐而臭，肛门灼热，烦热口渴，小便短黄，舌苔黄腻	儿泻止颗粒、儿泻停颗粒、肠炎宁片、小儿泻速停颗粒、小儿泻痢片
虚寒泻	大便时泄时止，便稀水谷不化，稍进油腻之物则大便次数增多，食少体倦，脘腹胀满，神疲乏力	婴儿健脾颗粒、小儿四症丸、小儿广朴止泻口服液、小儿止泻片、小儿利湿止泻颗粒、小儿腹泻外敷散、小儿腹泻宁糖浆

七、腹痛

分类	症状特点	中成药
寒痛	受凉或吃生冷食物后腹痛，痛时喜温，手脚凉，面色白	丁桂散、小建中颗粒、小儿暖脐膏，丁桂儿脐贴
气滞痛	见于情绪紧张或哭闹、忧伤后，可见腹胀，喜长叹气	木香顺气丸、香砂养胃颗粒、小柴胡颗粒
热痛	多见于食辛辣、高热量食物后，大便干，里急后重	葛根芩连丸、五味香连丸、茵陈五苓丸

八、孩子遗尿、尿频

分类	症状特点	中成药
遗尿	指儿童3～4岁以后夜间出现不自主排尿，每周超过两次，且持续时间在半年以上	缩泉丸、金匮肾气丸、桑螵蛸丸
尿频	小儿排尿频繁，多见于泌尿系感染（有痛感），也有神经性尿频	三金片、热淋清颗粒、导赤丸

九、皮肤病

分类	症状特点	中成药
荨麻疹	风团鲜红，灼热剧痒，遇热加重，得冷则减，扪之有热感，发于上半身部位较多	消风止痒颗粒、荨麻疹丸、荆肤止痒颗粒、肤痒颗粒、防参止痒颗粒
湿疹	表现为干燥、增厚、鳞片样皮肤，也可能是一些轻微的红肿，有水泡或渗出液体，搔抓后可能会感染	除湿止痒软膏、青鹏软膏、除湿止痒洗液

第四章

儿童养生，从脏腑开始

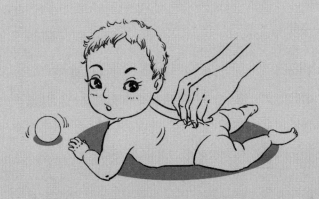

一说到养生，很多人觉得这是中老年人的话题，和孩子没有什么关系。其实，养生就是保养生命的意思，孩子就像新出芽的小树苗，更需要父母的呵护保养。五脏六腑是人体的中心，脏腑发育好不好，决定了孩子的身体状态。所以，儿童养生，要从脏腑开始。

养好肺，就能帮孩子预防大部分疾病

说到肺，一般想到的都是呼吸功能。在儿科急诊中，呼吸系统疾病占了2/3以上，比如常见的发热类疾病如感冒、疱疹性咽峡炎、水痘、猩红热等，咳喘类疾病如鼻炎、扁桃体炎、喉炎、支气管炎、肺炎、哮喘等。事实上，这些只是西医的归类方法，在中医理论中，肺的功能不只是呼吸，还包括对血液、水液等各方面的调节作用。

如果把人比作一棵树，那么肺就是树叶。我们知道，树叶有几个特点：第一，树木的生长需要依赖树叶的"呼吸"功能来完成气体交换；第二，树叶一般在最上端、最外沿，像一个房屋的顶盖；第三，树叶很娇嫩，风吹、雨打、太阳暴晒、干旱缺水，首先就是树叶枯萎凋落；第四，树叶对水液有一个往上调动的作用，叶子少的树往往对水需求小；第五，整棵树任何部位出现病变都会在树叶上反映出来。

在《内经》中对肺是这样描述的："肺司呼吸"，就是指肺主导呼吸功能；"肺为华盖"，就是指肺处于脏器最上端，像马车顶盖一样；"肺为娇脏"，就是说肺很娇嫩，容易被寒热侵袭；"肺为水之上源，主通调水道"，是指肺对水液的调整，往上调动水液并布散水液；"五脏六腑皆令人咳"，就是说任何脏器的病变都可能从肺表达出来。

当我们看见一棵树的叶子凋落了，会考虑外界原因（寒冷、炽热等），也会考虑内在原因（水浇少了或多了、施肥太多或太少）。作为父母，养育孩子就像在培育一棵树苗，当我们面对孩子的身体问题时，也需要整体去考虑：是受风寒了、水喝少了，还是施肥太多了？

肺有三个出口。第一个就是鼻子，"肺开窍于鼻"，鼻子就像烟囱，很多鼻子的病其实是肺的问题的外在表现；第二个是皮肤，所谓"肺主皮毛"，意指皮肤毛孔的开合是呼吸功能的体现，所以人穿不透气的衣服会有憋闷感；第三个是大肠，"肺与大肠相表里"，如果肺气不能够下降，就会使得大肠的推动力不足，导致大便不能够顺利地排出。

秋天是万物成熟收获的季节，但万物也逐渐开始凋谢，呈现出衰败的景象，此时人最易产生低落烦躁的情绪，所以肺对应五志中的悲，对应四季中的秋。秋季阳气渐收，阴气渐长，昼夜温差变大，家长不仅要根据气温的变化随时给孩子增减衣服，防止因寒凉而伤及肺，而且要让孩子早睡早起，保养好精神，保持内心平静，避免悲伤过度。

这就是中医的整体思维模式，而受现代医学理念的影响，家长们普遍缺乏这种思维，习惯于把疾病归为病原体（病毒、细菌、支原体等）感染，殊不知人体的内外环境的改变才是疾病的源头。就像一个垃圾桶苍蝇横飞，我们当然可以杀死苍蝇，但垃圾的问题或温热的环境不解决，苍蝇不仅杀不完，而且会逐步升级耐药。

事实上，很多时候，家长才是孩子身体状态的决定因素。我临床中遇到一些反复上呼吸道感染的孩子，很多都是不良生活习惯导致的，比如吃高热量食物、喝水少、睡觉晚等，这些因素长期积累，就会通过咳嗽、流鼻血、发热等形式表现出来，也就是前面说的树叶的凋落、枯萎。

因此，有时候，孩子呈现多种疾病，但其实是一种病的多种症状；有时候，同一个疾病，不同的孩子的病因却不一样。比如肺热内蕴的孩子，会得鼻炎、化脓性扁桃体炎、腺样体肥大、喉炎等；同样是鼻炎，可能是肺热，也可能是受风寒。怎样辨别孩子的发病原因，是最需要家长下功夫的地方。

孩子的肺最怕什么

（1）肺怕燥——肺在五行中属金，与秋气相通。秋天气候干燥，易耗伤津液，故秋季常见口鼻干燥、干咳无痰、皮肤干裂等症。秋季养生应固护肺阴，少吃辛辣之品，以免加重秋燥对人体的伤害。同时，应多食蜂蜜、银耳、甘蔗、梨、百合、芝麻、藕、杏仁、豆浆等以润肺养阴。

（2）肺怕寒——肺位于胸腔，经络与喉、鼻相连。寒邪最易经口鼻犯肺，使肺气不得发散，津液凝结，从而诱发感冒等呼吸道疾病。反复侵袭之下可致人体免疫力下降，或引发慢性鼻炎。

（3）肺怕热——中医讲"肺为娇脏"，它既怕寒又怕热。肺受热后容易出现咳、喘（气管炎、肺炎）等症状，肺胃热盛还可能导致面部起痘、酒渣鼻等。

（4）肺怕过度悲、忧——悲伤和忧愁虽不同，但皆为负面情绪。《内经》说"悲则气消""忧愁者，气闭塞而不行"，说明过度悲伤或忧愁，最易损伤肺气，或导致肺气运行失常。《红楼梦》中的林黛玉就是由于长期忧愁悲伤郁积，以致患肺疾而终。因此，保持积极乐观的心态，对于保护肺脏是极为重要的。

（5）肺怕雾霾、烟气刺激——中医学认为，胸中为"上气海"，丹田为"下气海"，气之所以能够运行于全身，依赖肺气的推动作用。肺气还能贯注于心血管，帮助心脏推动血液运行。肺为"清虚之脏"，若雾霾、长期吸烟、二手烟不时伤害着它，将导致肺泡内痰饮积滞，阻塞气道，清气不能吸入，浊气不能排出，上下气海不能流通，血液不能正常循环。

（6）肺怕大便不通——中医认为，肺和大肠经络相通，关系密切。具体来说，大便通畅有利于肺气下行。比如孩子患肺炎时，若大便不通，则热毒不能下泻排出，肺部的感染和咳喘会明显加重。所以治疗时都会兼顾通导大便，以使病情减轻，病程缩短。平时多进食芝麻、杏仁等食品，不仅能润肠通便，还具有养肺利肺之功。

儿童养肺，需要注意什么

（1）要注意孩子的生活环境，保持空气的清新，这是养肺最重要的环节。居室要注意通风，空气污染严重要使用空气净化器，干燥的秋冬季节要适当加湿，还可以多养一些花草来净化空气，多带孩子到户外走走，去树木、花草丰茂以及靠近水源的地方。有一些父母喜欢带孩子去商场的游乐园玩，其实游乐园人员众多，空气比较污浊，更容易交叉感染疾病。

（2）有规律的有氧运动对肺的呼吸功能有帮助，可以提高肺活量，增强肺的宣发和肃降能力。比较适合孩子的运动有跑步、跳绳、游泳、打篮球、踢足球等。父母也可以和孩子一起做呼吸保健操：双手自然下垂在身体两侧，随着吸气节奏，双手掌心向上慢慢向身体外侧展开，一直上举到头顶高度，吸气达到最大量；随着呼气节奏，双手掌心朝下、指尖相对往下压到小腹的位置，呼气达到最大量，反复做20次。

（3）饮食上要少吃煎、炸、烤以及辛辣、高甜食物，以免滋生肺热，黏腻食物容易生痰，也要少吃。多吃新鲜的蔬菜、水果、豆制品，对肺脏有益。

（4）经常哈哈大笑可以加大肺活量，促进身体的气血运行，及时将身体内的浊气呼出，吸入更多新鲜的空气，更好地保护肺部的健康。欢快的家庭氛围可能是最廉价也是最可贵的养肺品，家长们一定要记住这一点。

中药养肺之法有哪些

（1）宣肺法：指宣通肺气的方法，当身体受到外邪侵袭，肺气被郁闭，表现出鼻塞、流涕、咳嗽、无汗、胸闷等症状，这时就可以用宣发的方法来治疗。常见的葱、姜、香菜、紫苏、薄荷、菊花、桔梗、牛蒡子等就有很好的宣肺作用。

（2）清肺法：指给肺清热的方法，一般指肺脏有火，表现为咽喉疼痛、鼻出血、咳黄痰、大便干等症状，这时可以选用清肺热的食、药物来治疗。常见的有桑叶、菊花、莲藕、荸荠、梨、白萝卜、百合、冬瓜、川贝、罗汉果等。

（3）润肺法：指针对肺燥施以滋阴润燥的方法，肺燥常表现为咽干、少痰、口燥、手足心热、盗汗、便秘、舌红少苔等症状。有滋阴作用的食、药物有百合、银耳、梨、山药、麦冬、石斛等。

（4）补肺法：针对肺气不足以补肺气的方法，常表现为咳喘、气短、乏力、自汗、怕冷等症状。一般可运用黄芪、党参、太子参、黄精、山药、大枣、莲子、甘草等来调养。

（5）温肺法：当肺有寒气凝结时，就会表现出畏寒怕冷，咳吐清稀痰涎，面白神疲，口不渴等症状，此时需要用温肺散寒的方法。常见温肺的食、药物有羊肉、杏仁、款冬花、干姜、葱白、桂圆、细辛等。

养肺的食物有哪些

（1）银耳：银耳具有润肺化痰的效果，在秋季如果有肺燥口干咽干等症状，可以喝银耳羹，能够起到非常好的滋阴润肺的效果，还可以改善口干咽干等症状。

（2）荸荠：荸荠具有凉血解毒、化痰生津的效果，可以有效地缓解口干咽干以及肺热咳嗽等症状，在秋季饮用荸荠汁，能够起到非常好的滋补作用。

（3）柿子：柿子能够改善咳嗽痰多以及虚劳咳血的症状，具有润肺止咳清热的作用，在秋冬季节食用柿子，可以有效地改善烦渴、口干舌燥的症状。

（4）杏仁：杏仁具有止咳平喘利肺的作用，可以给孩子做杏仁豆腐，将杏仁用沸水浸泡去皮，磨成杏仁浆，煮沸之后加入豆腐再加入冰糖，能够有效地缓解咳嗽以及气喘等症状。

（5）燕窝：燕窝具有养阴润肺的作用，还具有止咳的效果，如果孩子有肺热咳嗽的症状，可以给孩子吃燕窝羹，即将燕窝用水泡软洗净，用水煮40分钟左右，加入冰糖即可食用。

（6）雪梨：雪梨中含有非常丰富的苹果酸以及柠檬酸，具有生津润燥的作用，在秋天、春天等干燥季节食用雪梨，能够有效地改善上呼吸道感染所引发的咽喉疼痛、声音嘶哑等症状。

（7）白萝卜：生吃白萝卜能够改善肺热咳嗽等症状，还能够有效地改善口渴的症状，将萝卜与甘蔗、莲藕等一起榨汁饮用，润肺止咳的效果会更好。

养肺的推拿手法有哪些

（1）推肺经：肺经位于小儿无名指末节螺纹面，操作时，旋推为补，称补肺经；向指根方向直推为清，称清肺经。补肺经和清肺经统称为推肺经。清法主要针对肺热咳嗽，有清热解表、止咳化痰的作用；补法主要针对肺气虚引起的咳喘，有补肺益气、纳气平喘的作用。

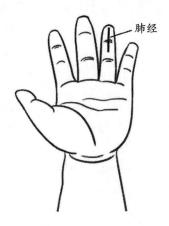

肺经

（2）分推肩胛骨：让孩子坐直，父母站在孩子身后，从肩井穴开始，沿着肩胛骨内侧缘，从上往下、往两侧做分推，手指要用些力，刺激到的穴位有肩井穴、风门穴、肺俞穴等治疗咳嗽的大穴。操作上每次不少于200～300次，尤其针对比较严重的问题，如气管炎、肺炎等则需要按摩5～10分钟。

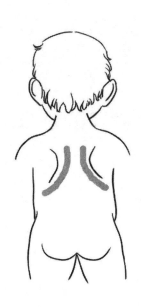

（3）点揉天突、膻中穴：天突穴位于胸骨柄上方凹陷处，膻中穴位于两乳头的中点，两穴均有宽胸理气、宣肺化痰的功效，可以各点按5～10分钟。

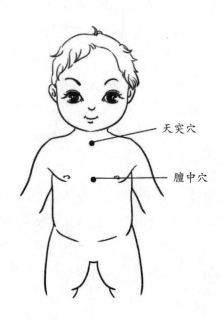

养好脾胃，孩子才能长得壮实

　　对于孩子来说，脾胃的重要性不言而喻，可以说绝大部分儿科疾病的发生都和脾胃功能有关。同时，孩子的生长发育、病后康复都需要脾胃的营养输送，脾胃强则身体壮。

　　说到脾，中医认为是消化器官，学西医的人会立刻站出来反对说：脾是我们身体里最大的淋巴结，是个免疫器官，和消化没有半点关系！事实上，这里存在一个误会，中医说的脾并不是西医说的"脾"。西医传入中国时，错误地把"spleen"翻译成"脾"，而中医讲的脾脏实体是指西医的"胰腺"，这在历代古籍中都能找到证据。确切地讲，中医不像西医那样具象化，脾不仅是指器官，更是人体消化、吸收功能的代称。了解了其中的误解，我们才能更好地理解与脾相关的疾病。

　　脾胃就好比一棵树的根，水液、营养的吸收转化都要靠它。"脾为后天之本"。就像一颗种子，一旦落地生根就要靠根系来维持生长——婴儿在未出生之前，可以靠母体血液中的养分生存，出生以后就需要依赖脾吸收营养来维持生命了。从中我们也可以理解为何孩子除了肺系病最多见的是脾胃病：因为肺呼吸的是天上的清气，脾胃吸收的是地面的水谷，这是人能立于天地之间的根本。

　　"脾与胃相表里"。我们经常说"消化"功能，"消"一般指胃的受纳、腐熟水谷的功能，而"化"则指脾输运、转化水谷的功能。中医认为脾主升、胃主降，指的是胃将水谷初步碾磨往下降，而脾吸收了食物中的精华再往全身输送。脾有统摄血液的作用，故脾虚的人往往容易出血（紫癜、崩漏）；"脾在体合肉"，肌肉是否厚实有弹性是由脾决定的；"脾在志为思"，每天心事重重的人消化功能一般都不好。

　　金代有个著名的医学家叫李东垣，创立了"补土派"，他的《脾胃论》就是论述脾胃对人的重要性，"内伤脾胃，百病由生"。他认为脾胃受伤是很多疾病的源头，强调"人以胃气为本"的理念，这对现代中医学的发展有重大的指导意义。

其实，东汉末年的医圣张仲景就说过："四季脾旺不受邪。"我在临床中也发现，凡是脾胃功能好的孩子普遍生病比较少，而脾胃功能差的孩子总是小病不断。所以，养好脾胃对孩子来说尤为重要。

脾胃容易出现的问题是"供需矛盾"。现代社会物质生活极大丰富，特别是孩子，父母总想把最好的东西给他，殊不知，营养过剩是很多疾病的源头，孩子容易出现热毒、痰湿的堆积，这是供大于需；还有一部分孩子，因为脾胃虚弱或功能受损，吸收的营养不足以维持身体的正常运转，也容易出现气、血的亏虚，这是需大于供。

中医认为，脾属土，肺属金，土生金，所以它们是母子关系，存在着疾病传变关系，也就是母病及子：脾胃问题慢慢会传递到肺，进而出现呼吸系统疾病。就像前面所讲，树木的根系出问题会反映在树叶上。肺呼吸的是天上的空气，脾胃吸收的是地上的水谷，它们也是天与地的关系。天空中有雾霾，要想治理好，必须关掉地面的一些工厂，所以肺的疾病要从脾胃论治，这也是中医所讲"脾为生痰之源，肺为储痰之器"的道理。

相对于肺系病，脾胃问题往往表现更加隐晦，很多父母没有引起重视，日积月累就容易造成孩子整个身体机能的下降，所以在日常生活中要养护好孩子的脾胃，出现问题时要及时纠正，以免造成连锁反应。

孩子的脾胃最怕什么

要想孩子健康成长，父母就要懂得如何护理好孩子的脾胃，在此之前首先要知道孩子的脾胃最怕什么？

（1）撑：中医认为小儿脾常不足，小儿脾胃也最怕撑。在喂养孩子时，父母很难掌握好数量，并且孩子吃东西的时候也控制不住自己，所以经常会撑到，造成积食，引起其他病症。

（2）凉：脾胃喜温恶寒，而寒凉是脾胃的大忌。夏季天气炎热，而人是恒温动物，外面热人体内在产热就少了，相应的脾胃运化寒湿的能力也下降，如果给孩子吃过多的冷饮，就容易伤害孩子的脾胃，引发一系列问题。

（3）腻：甜食对于孩子的诱惑非常大，但甜食都是黏腻性质的，还有糯米、肥肉也是黏腻食物。孩子的脾胃在运化黏腻食物时很容易产生湿气，湿气对脾胃伤害很大，容易造成积食以及其他病症。

（4）湿：中医理论认为，脾具有"土"的特性，而土易吸水，所以一旦湿气进入孩子体内的话，首先伤害的就是脾胃。湿气太重会影响孩子脾胃的运化，出现积食。

（5）懒：中医常说"久坐伤肉"，而脾胃主四肢，所以脾胃最怕不动。如果孩子长时间不活动，就会导致脾胃的运化能力下降，从而引发积食和其他病症。

（6）思：中医理论认为，思则伤脾。现在的孩子从小就上各种辅导班，孩子之间的竞争非常大。再加上父母平日的批评，都容易让孩子陷入过度思考和焦虑，从而对孩子的脾胃造成伤害，让孩子出现脾胃病。

三伏天是养好脾胃的关键期

三伏天是一年中最潮湿、最闷热的日子，中医称为"长夏"。三伏天不下雨时天气闷热，下起雨来潮湿烦闷。当湿热交织在一起，湿气就会侵袭而来。脾喜燥而恶湿，所以中医有句话叫"脾与长夏相通应"。一旦脾胃受损，无法正常运化，就会导致人体消化吸收功能下降，进而出现四肢酸痛、胸闷、脘腹胀痛、大便稀溏、严重腹泻、小便不顺畅、小便量减少等症状。

所以，在三伏天湿气最重的时刻，最好的养生法便是护好脾胃。既然三伏天脾虚湿困，养生的重点就应该是健脾祛湿，将多余的水湿排出体外，或减少体内湿气的产生。

（1）适当吃具解暑利湿功效的食物，如冬瓜、西瓜、梨、苹果、猕猴桃、桃等，少吃燥热易上火的食物。

（2）适当排汗、及时补水：长夏闷热易出汗，这也是人体的自我调节。排汗有利于排出身体的湿毒，所以适当出汗很有必要。出汗后要特别注意补水，可少量多次喝水。除白开水外，牛奶、粥、汤等流食也是补充水分的好方法。

（3）养脾要保持好心情：天气湿热，易使孩子心情烦躁，保持喜悦轻松的心情对脾有益，而嫉妒、忧虑、多思则对脾不利。

（4）注意不要过于贪凉：三伏天外界温度高，人作为常温动物，自身产热少，此时就会有一个外热里寒的格局，所以贪凉会极大地损伤脾胃功能。三伏天，要让孩子尽量少吃冷饮、冰激淋、冰西瓜，特别是脾胃本来就弱的孩子。同时，空调温度不要调太低，对身体非常不利。夏天出汗本是一个散湿的重要途径，而空调营造的凉爽环境会使身体毛孔自动闭合，汗排不出来，湿气也就散不出去，只能聚积在体内。另外，孩子要慎用凉水淋浴。

（5）三伏天通过食疗给孩子祛湿解暑，最常用的食材就是薏苡仁。然而，用薏苡仁也要讲究方法，需分清孩子的体质状态：如孩子舌头颜色很红，加上大便黏腻粘马桶，小便黄，这是有湿热的表现，可以用生薏苡仁和绿豆煮汤喝；如孩子舌色白、舌苔厚，大便不成形，全身困倦没精神，这是有寒湿的表现，可以用炒薏苡仁和山药、小米一起煮粥喝，有很好的健脾化湿的作用。

怎样吃对孩子脾胃好

不良的饮食习惯会造成厌食。如高热量零食吃太多，身体默认能量总是充足的，就不会给大脑发饥饿信号，孩子到饭点就没有饥饿感，自然就挑食、厌食；有的家长过度溺爱孩子，总是追着喂，长期下来孩子就会丧失自主采食的兴趣，甚至经常以不吃饭来威胁家长；饮食不规律，早一顿、晚一顿，孩子的胃肠功能容易紊乱，因此养成规律的饮食很重要。

（1）早上起床后半小时再吃早餐。因为肠胃功能需要缓冲一下，慢慢恢复运作，半小时是一个很适合的时间。所以，早上孩子上学，父母应该把握好时间。

（2）要控制好孩子每餐的饭量。孩子还不能很好地控制自己，好吃就猛吃，不好吃就一点都不吃，这是很不好的，父母应该帮助孩子节制，暴饮暴食或者饱一顿饿一顿都是极伤脾胃的。

（3）脾胃虚弱的孩子，主食应尽量吃粥或面条这类易消化的食物，再搭配一些瓜果蔬菜。现代营养学认为粥缺乏营养，很多家长就不给孩子喝，其实这是不对的。我们不仅要考虑食物的营养，更要考虑孩子的吸收能力，粥就是最好的养胃食物，

（4）孩子要适量吃肉。有些家长觉得肉有营养，总是让孩子多吃，但肉是不易消化的食物，容易引起肥胖。所以，适量吃就好，而且尽量在中午吃，晚上最好不要吃。

（5）三餐一定要按时定量，这点很重要。需要注意的是，有些家庭晚饭吃的比较晚，孩子也跟着很晚吃，其实最好是下午五六点就给孩子吃晚饭，晚上不要再让孩子跟着大人一起吃，这样更有利于孩子健康。

（6）睡觉前半小时一定不要再给孩子吃任何东西了，特别是零食。因为肠胃已慢慢进入休息状态，蠕动慢了，消化功能也就慢了，再吃东西就不容易消化，造成积食，对健康不利。

（7）中医认为忧思伤脾，发怒也会引起肝气犯胃，造成消化功能低下。古人说："食后不可便怒，怒后不得饮食。"就是说，进餐时宜专心致志，心平气和，一切反常情绪都应尽力排除，如此才能有利于脾胃功能正常。

（8）最后，伤害脾胃的药物要少用。孩子生病需要用药时，所选的药物要适宜，最好在医生的指导下对症服用并遵医嘱，不要擅自给孩子吃药，以免滥用药物对孩子娇嫩的脾胃造成损伤。抗生素和寒凉的中药对脾胃损伤大，孩子生病时要中病即止，不可长期使用。

提升脾胃功能的运动

父母要鼓励孩子多参加体育活动，保障孩子每天的运动量。因为从运动生理学的角度来看，适当的体育活动可以调动人体的气血运行，有利于脾胃运化功能的增强。不过需要注意，饥饿时或饭后半小时以内不要剧烈运动，否则会损伤脾胃功能。

（1）便秘适合快步走。

便秘是非常普遍的消化道问题，有规律的有氧锻炼是缓解便秘的"特效药"，如中等强度的快步走、骑车、游泳、慢跑等。有氧运动的过程，有助于刺激肠道肌肉的自然收缩，加速粪便的排泄等。

（2）胃口差适合深呼吸。

身体坐直，利用腹部上方肌肉的力量进行缓慢的深呼吸练习。这个动作能促进胃部的血液循环，调理脾胃的功能，有助于改善食欲，促进消化吸收，缓解因精神紧张等情绪因素引起的消化不良、胃疼等不适。

（3）腹胀适合练习仰卧起坐。

仰卧起坐是简单高效的锻炼方式，不仅能塑造坚硬紧实的腹肌、燃烧腹部脂肪，还有助于提升消化功能，预防和缓解腹部胀气、胃部胀满、便秘等胃肠道动力不足的问题。

（4）胃疼适合练习抬高双脚。

这种锻炼方法借鉴了瑜伽中的"船式"姿势，它能抬升横膈膜，减轻胃部和肝部所承受的压力，从而缓解胃部痉挛、上腹部疼痛等。做法如下：让孩子平躺在地垫或床上，双膝微弯；以臀部为支点，上半身和双脚同时抬离地面，身体呈"V"字型；保持这个姿势不动，做5~7次深呼吸。

（5）消化不良适合练习向前抱腿。

让孩子双脚合拢，站立在地面上，上半身尽量向前弯曲，双手向下伸放在小腿上或抱住小腿，保持10~15秒。这个动作可让内脏进行大幅度的"翻转"，相当于对消化器官进行了一次"按摩"，可调理消化不良、反酸、嗳气等功能性症状。

调养小儿脾胃的推拿方法

（1）摩腹：是指用手掌掌面或将食指、中指、无名指和小指并拢，在宝宝的腹部做顺时针环形摩动。注意力度适中，手法柔和连续，不可忽轻忽重，操作5~10分钟，但不宜在饭后半小时内操作。

（2）揉腹：以肚脐为中心，从孩子右下腹起，父母用掌心顺时针方向做同心圆缓慢轻揉，力度需柔和，以孩子感觉舒适为度，一般揉5～10分钟，此法适合在晨起空腹时操作。

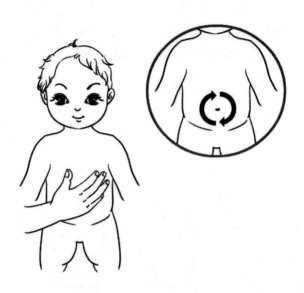

（3）捏脊：双手沿脊柱两旁，由下而上连续地挟提肌肤，边捏边向前推进，自尾骶部开始，一直捏到颈枕部为止（一般捏到大椎穴，也可延至风府穴）。操作力度由轻到重，一般捏6～9遍，晨起捏脊效果最佳。

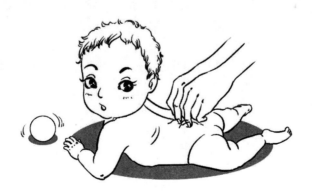

（4）点按足三里：足三里位于膝盖下缘下3寸（孩子四指并拢的宽度），与胫骨前缘交界点向外旁开1寸（孩子拇指的宽度）处。孩子取坐位或卧位，父母用双手扶住孩子的腿，双手拇指分别放于孩子左右两侧的足三里穴位处，向下施加一定的压力，深达筋骨之下。虽然力道较深，但是要缓缓探入，力量柔和，不要使用蛮力，一般双指同时向内揉3~5分钟。

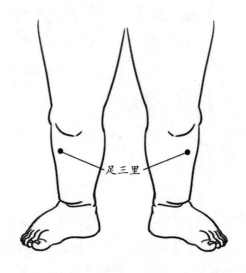

足三里

养好肾，为孩子打好一生的根基

中医有句话叫"肾为先天之本"，意思是说肾气的强弱是由父母给的先天禀赋决定的。我们种菜的时候可以发现，饱满的种子发出的芽比较大，这就是"肾气"足的表现。有的父母会感叹自己养育孩子已经很小心翼翼，但孩子的体质就是跟不上别的孩子，这也是肾气强弱的区别。

肾是原动力，就好比地球的地心引力一样。对于一棵植物来说，最深层的根系就是它的肾，根扎得越深，生命力就越顽强。对于孩子来说，肾的功能决定生长发育迟速、脏腑功能盛衰，肾气强，孩子才能生机蓬勃。

肾藏精。孩子从幼年开始，肾的精气逐渐充盛，发育到青春时期，随着肾精的不断充盛，便产生了一种促进生殖功能成熟的物质，称作天癸。于是，男子就能产生精液，女子则按时月经来潮，性功能逐渐成熟，具备了生殖能力。

中医认为"肾主水液""肾与膀胱相表里"。人体的水液代谢包括两个方面：一方面，水喝入后，输送到全身各个脏腑组织；另一方面，各个脏腑组织代谢后产生的浊液排出体外。在这一代谢过程中，肾的蒸腾气化功能使肺、脾、膀胱等脏腑在水液代谢中发挥各自的生理作用。如肾气不足，就会气化失常，关门不利。阖多开少，小便的生成和排泄便发生障碍，可引起尿少、水肿等病理现象；若开多阖少，又可见尿多、尿频等症状。

"肾主纳气"，是人体呼吸功能平稳和深沉的重要保证。可能有人会问，呼吸不是通过肺进行的吗，怎么又与肾有关呢？人体的呼吸虽然主要与肺有关，但中医认为人体正常的呼吸运动是肺肾之间相互协调的结果，只有肾气摄纳的功能正常，呼吸才能通畅、调匀。如果肾的纳气功能减退，摄纳无权，吸入之气不能归纳于肾，就会出现呼多吸少、吸气困难、动则喘甚等肾不纳气的病理表现。

如何判断孩子肾气是否充足

前面讲了肾的功能，大家知道了肾对孩子生长发育的重要性。然而，怎样判断孩子的肾气是否充足呢？一般而言，可以从以下几个方面入手。

（1）看头发："肾其华在发"，头发浓密、颜色黑的孩子通常肾气充足，而头发稀疏、枯槁、色黄的孩子，说明肾气较弱。还有一些孩子早早出现白发的情况，也是肾气弱的表现。

（2）看骨骼："肾在体合骨"，孩子的骨骼生长受肾气支配，牙齿也是骨骼的一部分。肾气足的孩子个子高，牙齿整齐、颜色白、质地坚硬；肾气弱的孩子个子矮小，牙齿稀疏，颜色黑或黄，质地薄弱，容易出现龋齿。

（3）看耳朵："肾开窍于耳"，观察孩子的耳朵，就能直观看出孩子先天肾气是否充足，以及孩子在母体内时的营养吸收状况。如果孩子耳朵较大，形状完美、圆润，肉多、骨少，摸上去是柔软的，说明孩子先天肾气足、血液足；如果孩子耳朵偏小，骨多、肉少，摸上去是较硬的，代表孩子先天肾气不足、血液少。

（4）看胆量："肾在志为恐"，也就是说，如果肾气充足，脏腑能够得到很好的滋润和温煦，自然胆气豪壮；而如果肾气不足，则脏腑会失去濡养，功能低下，自然会表现得胆小、怕事。因此，帮孩子克服胆小的毛病，就要给他多补肾气。

（5）看排尿："肾与膀胱相表里"，膀胱的排尿、储尿能力受肾的主宰。肾气足的孩子到三四岁就可以很好地控制排尿了，而肾气不足的孩子，就容易发生遗尿、尿频的情况，还有的孩子会出现尿液混浊、血尿的情况。

这些饮食习惯最伤肾，孩子一定要避免

为了保护孩子肾脏的健康，家长从儿童时期就应该开始重视孩子的饮

食，避免一些不良习惯伤害到孩子的肾脏，进而影响到肾脏功能。

（1）不喜欢喝水：如果孩子长时间不喝水，尿量就会减少，尿液中的废物和毒素的浓度就会增高。临床常见的肾结石、肾积水等都和长时间不喝水密切相关。

（2）长期高蛋白饮食：很多父母总怕孩子营养不够，长期让孩子摄入过量的高蛋白食物，甚至盲目补充高蛋白营养品，反而会增加孩子肾脏负担，甚至使肾脏长期处于"超负荷"状态，导致损伤肾脏功能。

（3）饮食偏咸：饮食中5%的盐分由肾脏代谢，吃得过咸，肾脏的负担自然加重。同时，饮食过咸也会导致血压升高，肾脏血液不能维持正常流量，从而诱发肾病。

（4）饮料当水喝：饮料酸酸甜甜的，特别受孩子们欢迎，很多小孩渴了就嚷着要喝饮料，不愿意喝白开水，这是个很不好的习惯。饮料中的糖、磷酸盐、咖啡因等成分都会促进钙排出，导致尿里的钙含量增多，易形成结石。另外，饮料中往往不规范添加食品添加剂，大量摄入对孩子的生长发育极其不利。

（5）零食吃太多：有的父母喜欢给孩子买零食，殊不知，零食中含有大量的添加剂和防腐剂，这些都需要经过孩子的肾代谢。我曾经诊治过一个初中生，因为长期吃方便面，已导致双肾衰竭。

（6）过量补充钙剂：很多家长怕孩子长不高，加上广告宣传，总想着给孩子补充钙剂，但事实上，如果孩子不缺钙，过量补钙反而会极大增加肾脏的负担，引起肾结石。其实最好的补钙方式是从饮食中摄取，所以加强脾胃功能更重要，同时还要多晒太阳、多运动。

冬天养肾正当时

冬季，草木凋零，万物趋向休止。人类虽没有冬眠之说，但中国民间却有立冬补冬的习俗。在寒冷的天气中，家长应该如何顺应季节给孩子养肾呢？

中医认为，冬在自然界属水，与肾水对应，肾气通应于冬气，而且旺于冬季。肾脏封藏人体维持生命活动的精气，与生长发育、生殖功能、阴阳平衡有关。冬季天气寒冷，肾易受寒邪所伤而致肾阳不足、藏精不利。孩子"肾常虚"，其固阴、藏精、纳气功能尚不成熟，冬季更易出现精气不足。所以，冬季应顺应自然界闭藏规律，加强孩子的肾脏养护，以静养固护阴精为本，少泻津液。具体应从以下几方面着手。

（1）起居环境：冬天尽管寒气逼人，但也要注意每天通风换气，避免室内干燥。房间温度应维持在20～22℃，不宜太热或太冷，室内湿度保持在40%～70%为宜。

（2）衣着：寒性凝滞，冬天父母可以给孩子穿柔软的棉衣棉裤，既保暖又透气。冬天室内外温差大，应及时给孩子增减衣物，但不宜保暖过度。另外，衣服应松紧适宜，包裹太紧反而不利于气血通畅。还要注意孩子头颈部的防护，不要使皮肤开泄，令阳气受损。

（3）饮食：冬季要为机体储存能量，藏精御寒，父母可适当给孩子吃些高热量、高蛋白质的食物，以扶正固本、增强抵抗力，补充机体在夏季的亏空。但注意不要吃得太多，因孩子为"纯阳之体"，冬季热性食物进食过多会耗伤津液，加重脾胃负担。

（4）运动锻炼：冬季应早睡晚起，以养阳气、固阴精。太阳升起之后，父母可带孩子做广播体操，快走或慢跑，以身体微热不出汗为宜，还要注意耳朵和手部保暖。冬季容易流行感冒，不宜带孩子去人多拥挤、空气不流通的场所，如超市、电影院等。

六味地黄丸：孩子补肾最经典的药

六味地黄丸，原名地黄丸，是享誉中外的补肾名方，出自宋代太医、儿科圣祖钱乙的《小儿药证直诀》，由"肾气丸"减去两味药而成，常用来治疗腰膝酸软、盗汗遗精等肾阴虚症状。但很多人不知道，六味地黄丸最初是一款小儿药。

传说幼年的太子得了失语证，众太医无法。出身民间的钱乙则认为：牙不紧则口不语，故用此方补肾固齿，不久太子便痊愈了。许多太医不服，前来"讨教"："按张仲景的《金匮要略》，肾气丸应有八味药，你这方子少了两味，是忘了吧？"钱乙笑了笑说："没有忘。张仲景的方子是给大人用的，小孩阳气足，我认为可以减去桂枝、附子两味助火的药，免得孩子吃了太过燥热而流鼻血。"众太医听了，顿时心生敬佩，"六味地黄丸"也得以流传至今。

六味地黄丸由熟地黄、山药、山茱萸、茯苓、泽泻、牡丹皮组方构成，三味补药、三味泻药，每味药的剂量都很有讲究。古时主治小儿肾阴不足所致的发育迟缓（如出牙迟、站立迟、行走迟），头发稀少枯黄，囟门久不闭合，筋骨萎软，口燥咽干，手足心热、夜间盗汗等症；后逐渐推广为治疗肾阴虚证的必备良药，并广泛运用于肾阴虚体质人群的养生保健，成就其千古名方的美誉。

我在诊治小儿疾病的过程中，发现很多孩子存在先天禀赋不足的问题。这类孩子往往消瘦，脾胃弱，还很容易上火，父母的养育方法也没有大的问题，但稍不留意孩子就会生病。究其原因，多数是由先天肾气不足引起的，如早产、父母体质弱等。这类孩子的体质不好调理，需要给孩子吃一段时间的六味地黄丸。在临床中我嘱咐给孩子吃1～3个月六味地黄丸，绝大多数孩子的体质都得到了明显提升。

我们可以买成人用的六味地黄丸，最好是那种小水蜜丸。成人用量是每次30粒（6g），一日两次，我们可以根据孩子的年龄来调整药量，如13～16岁每次20粒，8～12岁每次15粒，6～8岁每次10粒，3～5岁每次5粒。早上起床后空腹时吃一次，晚上饭后1小时再吃一次。另外，要说明的是，每年入秋以后再服用1～2月最好，但注意不要在三伏天给孩子吃，容易生湿生痰。

适合孩子的养肾食疗方

我们知道，小儿"肾常不足"，也就是说肾气需要通过后天来调养，当孩子肾气不足的情况不严重时，通过饮食调养是最好的。可以给孩子多吃一些对肾脏有益处的食物，如黑芝麻、核桃、桑葚、黑豆、木耳、香菇、山药、莲子、羊肉、韭菜、海虾、鲈鱼等。另外，还可以用以下食疗方来调养肾气：

（1）芝麻核桃粥：将核桃仁及芝麻各30g研末，备用。50g粳米加水煮至七成熟加入核桃、芝麻粉，煮熟即可。每日分1~2次食用，尤其适合头发稀疏、枯槁，尿频、遗尿的孩子。

（2）牛骨髓山药汤：牛棒骨一根，敲断，露出骨髓，加料酒焯水。新加清水煮开，加入焯好的牛棒骨，适量花椒、生姜，小火慢炖1小时，再加入山药一根（切段），炖半小时，加少量盐调味，就可以给孩子吃了。

（3）黄精牛肉汤：黄精、枸杞各15g，牛肉60g，生姜2片。所有食材清洗干净，牛肉切块备用，锅内加适量水，放入除枸杞外所有食材，大火煮沸，小火煲2小时，放入枸杞，煮开，加盐调味即可。

养肾的穴位家长要掌握

对于小儿肾气不足，家长也可以采用经络疗法。补肾的穴位用好了，可以增强孩子的体质，孩子的生命力就旺盛，身体、智力发育就比较好，抵御外邪的能力也就比较强，生病的次数就会少。

（1）肾经穴：从小拇指指根到指尖的一条直线，顺着指根向指尖推就是补肾经。补肾经这个手法用得最多，它的作用是滋肾壮阳，强筋健骨，温补下元，清热利尿。孩子早产、身体虚弱、经常生病、爱拉肚子、尿床、经常咳喘等，家长就可以用这个穴位给孩子推拿。

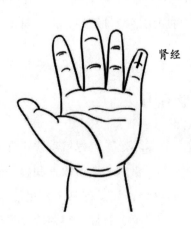

肾经

（2）关元穴：在脐下3寸处，和肾经穴的功能相近，都有培肾固本、温补下元、泌别清浊的作用。当孩子先天不足、经常腹痛腹泻、尿床时可以多给孩子揉揉关元。

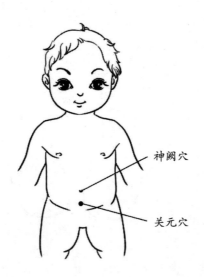

神阙穴

关元穴

（3）命门、肾俞穴：命门穴位于腰部，后背正中线上，第2腰椎棘突下凹陷中，约与肚脐在同一水平处；肾俞穴位于腰部第2腰椎棘突下旁开1.5寸处，与命门穴相平。这两个穴位均有补肾阳的作用，针对手脚冰凉、遗尿的孩子尤其适用。家长可以用温热的手横向搓这两个穴位，一般操作5分钟，以温热为宜；也可以用艾灸的方式，每个穴位灸10分钟。

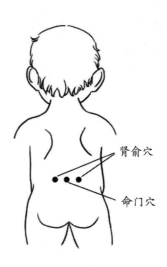

肾俞穴

命门穴

（4）涌泉穴：涌泉穴是人体足少阴肾经上一个非常重要的穴位，位于脚底中线前三分之一交点处，即屈趾时脚底前凹陷处，给孩子按摩涌泉穴百次或艾灸10分钟，可以引火归元，对失眠多梦的孩子尤其适用。

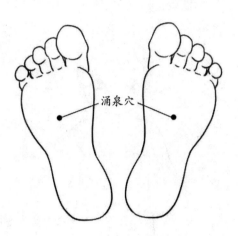

养好心，孩子才能够强大

说到心，中医有"心为君主之官"之说，意思是心脏就像一个国家的君主，是最重要的角色。也正因如此，我在小儿疾病的诊疗中发现，心脏有问题的孩子大多是先天发育造成的，后天心脏出问题的很少，毕竟心脏关系着生命的根本。然而，在中医学中，心除了指实体脏器之外，还包括它的功能性，这是我们更需要关注的。

首先，"心主血脉"，指的是心脏对全身的血脉运行有一个主导作用。生活中，我们发现有的孩子每天特别有活力，手脚总是热热的，脸色比较红，舌头比较红，这是血液循环快的表现，中医称为"心火"；还有的孩子没活力，手脚容易凉，脸色苍白，舌头比较白，这是血液循环慢的表现，中医称为"心阳不足"。

其次，"心藏神"，我们经常说的心神不宁就是指心藏神的功能失常。临床发现，心火旺的孩子总是安静不下来，躁动，学习注意力不集中，而心气不足的孩子往往失眠多梦，白天恍恍惚惚，这都是藏不住神的表现。

再次，"心在志为喜"，我们说开心就是喜，心血充足的孩子性格开朗，心血不足的孩子总是开心不起来。但是"过喜伤心"，也就是乐极生悲，相信很多人都体验过开心之后的失落感。很多孩子性格太过活泼，往往也容易孤独，这是我平时观察到的一个现象。

"心开窍于舌"，舌为心之苗，当一个人心火旺的时候，很容易舌头上长溃疡，有些孩子一天到晚话不停，也是心火旺的表现。"心在体合脉"，所以把脉能最直接反映出心脏的功能。孩子的脉象不好摸，古代儿科大夫看小孩食指上的指纹，其实也是通过看血管来判断孩子疾病的轻重。"心在液为汗"，汗液从血脉中来，如果出汗过多，血容量下降就会引起虚脱，同时心脏对汗液有调节作用，心脏不好的人容易出虚汗。

在了解了心的功能之后，我们就能理解孩子出现的问题了。比如孩子多动，我们要给他清心火；孩子失眠多梦，有可能是心血亏，要看看是否贫血；孩子容易长溃疡是心火旺；孩子手心总是潮潮的，是心阴虚……

心脏弱的孩子有哪些表现

人的心脏就像一个发动机，能够给身体提供源源不断的动力，如同自然界的太阳，所以我们将心脏的推动力称为心阳。有了心阳，心脏才能正常运转；没有心阳，心脏就是一块死肉。如果孩子心阳不足，会有什么表现呢？

（1）总是心慌心悸，稍微一运动就心跳加快：这种情况是由于心阳不足、心跳乏力、心鼓动失常所致。正常情况下，小儿心跳要比成人快一些，但如果每分钟超过了100次，就可以归为心悸了。孩子有时描述不清自己的心悸症状，需要家长用耳朵贴住孩子胸口听一下。

（2）胸闷、憋气，总感觉上不来气：这是由心阳亏虚、胸阳不展所致。心中的阳气不能支持正常呼吸、运行气血，所以就感觉胸闷、憋气。

（3）心胸部位闷痛：心阳不足，心气心血郁滞，不通则痛，所以孩子会有胸口闷痛之感，特别是在运动之后，如果孩子自诉有胸口疼痛，家长就要及时带孩子去医院检查心电图。

（4）四肢发凉，畏寒怕冷：心为阳脏，乃阳中之阳。心阳衰微，意味着一身阳气不足。心脏是君主之官，人体的阳气要优先供给心来使用，如果心阳不足，说明一身的阳气真的不足了，连心都无法供给了。全身阳气不足，则无法行使温煦之能，所以孩子的手脚会发凉，全身会畏寒怕冷。

（5）容易冒大汗：阳气很重要的一个功能就是固摄、控制体内液态物质，不使它丢失。阳气不足时，人体腠理疏松，汗毛孔功能失常，自然就会出汗。同时，人体腠理疏松也会导致外邪侵入，所以自汗的孩子容易生病。

（6）颜面苍白：孩子的头面部是阳气汇聚的地方。心阳不足，阳气不能上达濡养头面，就会出现面色苍白、面无血色。

以上症状存在四种以上就能判断是心脏较弱了，家长可以对照分析。

肥胖、高热最伤心

（1）肥胖：对于父母来说，都希望孩子健康，吃得白白胖胖。但是，儿童肥胖是需要避免的。因为儿童过度肥胖会带来很多的不良影响，还会增加身体负担，导致某些疾病的出现。儿童过度肥胖，容易导致心血管系统受到损伤。因为肥胖引发的心脏结构变化、血液动力改变都会导致心血管系统受累，出现不良症状，常见的睡眠呼吸暂停、肺通气不足、肺动脉高血压等都和过度肥胖有关。因此，应该合理控制好孩子的体重，一旦发现肥胖后应及时通过合理的措施来控制体重。

（2）高热：发热是小儿常见的问题，有一些孩子高热之后会出现叹气的症状，去医院检查发现是心肌炎。所谓心肌炎，其实就是心脏肌肉有炎症反应，这是发热时心脏超负荷运转造成的，一般轻症自己可以慢慢恢复，而严重情况下可能危及生命！所以在孩子发热时，家长要时刻关注温度变化，出现高热要及时吃退烧药或就医，切不可耽误孩子的病情，以免造成心脏的损伤。

夏季养心正当时

人与自然界是一个统一的整体，自然界的四时阴阳消长变化与人体五脏功能活动相互联系、相互通应。夏主火，内应于心。古人认为，夏季应注重对心的养护。心的阳气是推动血液循环的动力，赖以维持生命活动，使之生机不息。在炎热的夏天，体内血流加快，心脏负荷增大，因此，夏季应养护心阳，确保心脏机能的旺盛。

夏季时节，如何维护孩子的心脏健康，生活中有一些细节需要家长了解，主要有以下几个方面。

（1）避免孩子情绪激动：夏天心气容易波动，心火易亢盛，而情绪起伏太大，对心脏健康不利。父母应该多关注孩子，多和孩子互动，培养心境平和的兴趣爱好，如书法、画画、棋类等，同时避免孩子玩太多刺激的游戏或看恐怖的电影等。

（2）让孩子保持正确的睡姿：最好的睡姿是仰卧和右侧卧位，有心脏问题的孩子需避免长期左侧卧位和趴睡，因为容易压迫心脏，同时要保持睡觉时呼吸通畅。

（3）让孩子睡午觉：中医认为午时（11:00—13:00）是心经当令，此时阳气最盛，让孩子睡一觉，可以养阴以制阳，达到阴阳平和的状态。但午睡时间不宜过长，一般以30～60分钟为宜。如孩子不想睡午觉，也需要静下心来休息，以养心安神。

（4）适宜的运动锻炼心脏：对于健康儿童，经常运动可以增强心脏功能，提高心脏的适应能力，所以我们要让孩子养成运动的习惯。对于有心脏问题的儿童，运动也很重要，只是需要根据具体情况来决定运动形式和时间，并且需要循序渐进，不可突然加大运动量。

（5）夏季不可出汗太多：夏季属阳，阳气主泄，所以人体出汗多。汗为心之液，血汗同源，汗多易伤心之阴阳。夏季出汗多，易引起血液浓缩及血液黏稠度增高而加重心脏负担。因此，夏季既不能闭汗，也要避免过度出汗，并及时补充水分，以养护好心脏。

心火旺的孩子可以这样吃

很多父母都会发现，自己的孩子晚上常常睡不好，还有盗汗、多梦、脾气暴躁等情况，这时父母要留意，这些症状有可能是因为心火旺引起的。

心火旺的症状有哪些？心火旺通常有两种情况，虚火和实火。虚火常表现为心烦不宁，寐少梦多，手足心热，盗汗，口干舌燥或舌疮频发等，舌红少苔，脉细数。虚火，舌头是红的，有的时候有一点苔，有的时候甚至干干净净的，没有舌苔。实火则表现为心悸阵作，烦热躁动不安，寐多噩梦，面红目赤，口干苦，喜冷饮，口舌糜烂肿痛，小便短赤灼热，舌尖红绛，苔黄，脉数有力。实火，舌苔一定是黄色的，而且比较厚。一般人舌苔不会发黄，也不会那么厚，只有有实热的时候，舌苔才是黄的。

心火旺的孩子可用以下食疗方：

（1）取莲子（不去芯）20g，栀子10g，冰糖适量。栀子加水煮20分钟，去渣留汁。将莲子加入汁中煮熟再加冰糖煮3分钟食用。此方可清心降火，适用于有实火的孩子。

（2）取竹叶10g，灯心草5g，麦冬10g，生地黄10g。加水煮20分钟饮用，有养阴清心的功能。适用于有实火的6个月以上宝宝。

（3）每日吃两个猕猴桃，有清内热、除心烦的作用，适用于有虚火的孩子。

（4）准备生梨一个，豆腐125g，鸡蛋一个，盐少许。生梨去皮及核，切成小块。豆腐切小块，鸡蛋打散成蛋液。将生梨、豆腐加水煮开10分钟，加入蛋液，待水沸后食用，有预防心火上升的作用，适用于有虚火的1岁以上宝宝。

孩子心火旺的时候最好给予清淡饮食，不要再吃辛辣的食物了，因为会加重孩子心火旺的情况。不管是虚火还是实火，都要去对症治疗才可以。另外，平时父母在孩子面前也要平静一点，不要动不动就发火，这样孩子才不会有样学样也出现心火旺的情况。

哪些穴位可以养心

（1）清心经：心经位于小儿中指末节螺纹面，以离心方向推称为清心经，一般推100～300次，能清热退心火。常用于心火旺盛引起的高热神昏、面赤口疮、小便短赤等。

（2）小天心：位于手掌根部，大鱼际与小鱼际相接处，对心火旺引起的高热、烦躁、多动、失眠、小便涩痛有很好的治疗作用。父母以自己的拇指端接触孩子的小天心穴位处，先向左揉一半时间，再向右揉一半时间。揉按时，接触点不要移动，固定在穴位点处；要有一定的按压力，达到筋骨的层面，一般揉100～300次。

（3）劳宫穴：在手掌心第二、三掌骨之间偏第三掌骨，握拳屈指时中指尖处。劳宫穴是手厥阴心包经的荥穴，五行属火，具有清心火、安心神的作用，可用于治疗失眠、心烦等症。假如孩子出现五心烦热的现象，就可以给孩子按按劳宫穴，一般揉按5分钟。

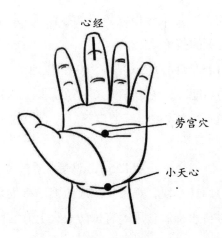

（4）至阳穴：位于第七胸椎棘突下凹陷处，孩子两肩胛骨下角连线通过脊柱的地方就是至阳穴。所谓至阳，就是阳气汇聚的地方，点揉此穴可以缓解孩子心悸、心痛的症状，针对心肌炎恢复期儿童尤其适用。

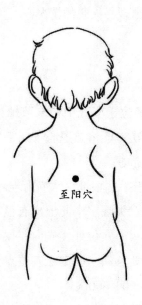

养好肝胆，孩子性格才会好

肝脏是一个哑巴器官，不到万不得已不会表现出症状，而一旦肝区出现疼痛等症状往往是比较严重的问题。事实上，这只是西医对肝的定义，而中医认为肝有异常会通过其他方面表现出来，处处表现出很不爽！

首先，"肝主疏泄"，肝脏有分泌、排泄胆汁的功能，一个成年人一天产多少胆汁呢？800～1000mL！我们的肝脏每天很累，胆汁从肝脏排出，在胆囊里浓缩，人体进食时又把浓缩的胆汁排到十二指肠参与消化，所以大便呈金黄色其实是胆汁染的，这个过程就是"疏泄"。我们可以这样理解新生儿黄疸，因为新生儿肝脏功能尚未发育健全，胆汁排泄功能障碍，淤积在身体里，从血液跑到皮下，就发生黄疸了。新生儿黄疸多吃多排很重要。

其次，"肝主藏血"，肝脏之所以呈深红色，是因为它含的血液很多，西医也说肝脏的血容量占了人体的14%，所以我们常说吃动物肝脏能补血。肝脏的关键作用是它会把藏着的血随时排出来，加大脉管中的血容量，所以喝酒了人容易脸红，因为血液被调出来了。中医还有句话叫"卧则血归于肝"，就是说的日出而作、日落而息。肝脏就像一个仓库，很多人半夜睡不着，或者1—3点容易醒，就是因为这个时间是肝脏回收血的时间，肝有问题，血回不了肝，充在大脑里，所以人会很兴奋没有困意。

再次，"肝主情志"，意思是人的情绪由肝来主宰。要理解这点，主要看上面两个功能：疏泄不了人会很憋闷，胆汁排不出就没食欲，故调整血量就能调整情绪。"肝在志为怒"，所以人生气的时候血脉偾张、面红耳赤。通过疏泄和藏血功能，肝就可以随意调整人体的情绪了。当然，西医认为大脑才是调整情绪的。中医说"脑为元神之府"，所谓元神，就是最开始的操控者，但肝脏也可以让人的大脑休息不了，这就是相互制约的。而肝脏在情绪调整上更有优势，爱喝酒的人容易发脾气，是因为肝被酒精弄亢奋了，把血泵出来了，人不发脾气才怪！

"肝开窍于目"，一个人生气了，眼睛先红。现代人工作压力大，熬夜多造成情绪紧张，慢慢就会出现甲亢。甲状腺激素就是让人兴奋的，甲亢有一个明显症状就是眼睛往外突。事实上，早在《内经》中就说"病在肝，俞在颈项"（肝有问题，表现在脖子上），所以甲状腺功能也属于肝的管理范围。

"肝主升发"，中医认为肝属木，就像树木往上生长一样，所以有升发功能。事实上，肝的疏泄、藏血、主情志功能都体现了升发的特点，要不为何说"怒发冲冠"呢！还有，"肝在体合筋"，人体的筋需要富有弹性，长期精神紧张的人主要表现为筋的僵硬，易出现颈椎病（俞在颈项），小孩子则容易出现肌腱的僵硬。

小儿的特点是"肝常有余，脾常不足"，肝木克脾土，所以孩子的脾胃疾病和肝的关系很大。肝火旺，会导致胆汁反流引起呃逆；肝气郁结，胆汁疏泄失常，会出现腹胀、不欲饮食。另外，肝火旺盛会造成肺热，比如春季小孩子流鼻血，中医叫木火刑金。

通过了解肝的功能，我们知道了孩子为何有时脾气暴躁，因为肝升发太过，成了肝火；为何有时闷闷不乐，是肝疏泄失调，谓之肝郁；有的孩子有抽动症，是肝风内动的表现；有的孩子反复患麦粒肿，也是肝火；还有慢性荨麻疹，也是肝风内动的表现。

哪些行为最伤孩子的肝

要想养护好孩子的肝，应从生活中的点滴做起，首先要远离伤肝的不良生活习惯。

（1）用眼过度伤肝血：中医有"久视伤血"之说，因为肝藏血，又开窍于目，长期用眼会耗伤肝血，所以不要让小孩子长时间看电视、打游戏或者看书，每次时间最好不超过半小时。

（2）晚睡最累肝胆：现代儿童普遍睡得晚，有的甚至到晚上12

点才睡觉。中医认为，子时和丑时，即晚上11点至半夜3点是肝胆当令之时，《内经》有句话叫"卧则血归于肝"，此时如果人体没有进入睡眠状态，血不能及时回流储藏到肝里，就会让肝胆超负荷工作，进而出现慢性损伤。

（3）有毒物质的摄入：腌制食品中含亚硝酸盐，霉变花生、瓜子、大米中含黄曲霉素，变绿或发芽的土豆含龙葵碱，这些都是对肝脏有损伤的，要尽量避免孩子摄入。另外，所谓"是药三分毒"，有些药物对肝脏有损伤，在给孩子用药时家长需要慎重，最好有专业医生指导。

（4）情绪愤怒或抑郁：在传统中医理论中，素有怒火伤肝一说，这也是大家所熟知的。在各种情绪中，对于肝来说最不利的就是"怒"，孩子如果经常发怒，肝气上逆，就会造成肝火旺盛，引起头痛、鼻出血等症状；另外，抑郁的情绪也不利于肝胆疏泄，肝气郁积停滞下来，不通畅，胆汁就不能正常排泄，也会影响消化功能，正如《内经》所说："喜怒不节则伤脏，脏伤则病起于阴也，百病皆生于气矣。"

春季养肝正当时

肝与春气相应，按照中医学的"天人相应"理论，春季养肝是为纲。人体在春季容易肝脏功能偏盛，也就是"肝火"，肝火旺的孩子多有脾气暴躁、不安分好动、哭闹不止的表现。

五脏之中，肝五行属木，脾五行属土，木克土。所以肝能克脾，肝脏功能太过旺盛就会损伤脾脏，导致脾虚。因此，家长应当抓住春季升发的时机，运用恰当的方法帮助孩子养护肝脏，畅达肝气，防止肝脏功能偏盛，从而间接保护脾脏。

（1）春季是肝脏当令之时，"酸入肝，甘入脾"，春日宜"省酸增甘"，可以多吃甜味食物，少吃酸味食物，防止"肝旺伤脾"。孩子的饮食应以清淡为主，不宜进食羊肉、狗肉以及辣椒、花椒、胡椒等大辛大热之品，以防邪热化火，诱发疮痈疖肿等疾病。

（2）多喝水：春季比较干燥，孩子肝火旺可能是由于干燥缺水导致的，所以家长需注意在春天，尤其是早春和晚春时节多给孩子喝水，及时补充水分。充足的水分有助于消化吸收和毒素的排出，减少代谢产物和毒素对肝脏的损害。需要注意的是，要让孩子多喝白开水，不要通过喝碳酸饮料补充水分。

（3）多休息：春天万物生发，也是孩子生长的季节，多变的天气会导致孩子情绪变化，所以家长一定要让孩子多休息，保证睡眠，因为晚间的睡眠时间，是孩子身体恢复的最佳时间，要让孩子养成早睡早起的良好睡眠习惯。

（4）选择合适的衣物：春天天气多变，早春天气寒凉，常出现"倒春寒"的气温波动现象。有些家长遵循"春捂秋冻"的原则，对孩子里三层外三层地"捂"着。其实，"四时欲得孩子安，常要三分饥与寒"，在春天是要注意保暖，但也不要太过"捂"，不要以为孩子特别怕冷，偶尔的温度变化，孩子自身完全能够适应。父母应该根据具体的天气变化情况，帮孩子选择合适的衣物，及时增减。

（5）保持心情舒畅：春季木旺肝火盛，不良的情绪易导致肝气郁滞不畅，如果孩子总是易哭闹，家长就要帮孩子及时调节情绪，保持心情的舒畅。

几个降肝火的食疗方

生活中，家长会发现孩子突然脾气特别大，喜欢发火，并且早上起来眼角分泌物很多，眼睛红，伴随口干口渴，有的孩子还会反复鼻出血，出现头晕、头痛的症状，这时看孩子的舌头，如果发现两边很红的话，就可以确定孩子肝火旺了。生活中，我们可以用下面几个食疗方给孩子清肝降火。

（1）绿豆汤：绿豆50g清洗干净，用清水浸泡2小时。锅里倒入泡好的绿豆，加入清水，大火煮开后，改小火，煮至绿豆开花后关火。调入适量的白糖，放凉后即可食用。

（2）芹菜粥：芹菜有很好的清肝热的作用。取芹菜100g，枸杞15g，粳米150g。将芹菜洗净切碎，与粳米、枸杞一起放入锅内，加水适量，煮成稀粥，早晚温热服食。

（3）菊花鸭汤：菊花10g，干荷叶5g，胡萝卜150g，鸭肉150g，生姜3片。菊花、干荷叶稍浸泡，漂洗干净；胡萝卜刮皮、洗净，切块；鸭肉洗净，切块，一起放入锅中，加水炖约3小时，加适量盐调味。

（4）菠菜猪肝汤：菠菜50g洗净，切段，氽烫后沥干水分；姜去皮，洗净；猪肝洗净，切片，加酱油、淀粉拌匀腌10分钟，放入滚水中氽烫，捞出，沥干。锅中倒适量高汤煮开，放入姜片及猪肝煮熟，再加入菠菜，加入盐调味即可。

几个养肝的穴位家长需掌握

（1）清肝经：肝经位于孩子食指螺纹面，自指根向指尖方向推叫清肝经，一般可推300～500次。清肝经可以清泻肝火，针对孩子肝火旺引起的急躁易怒、麦粒肿、头晕、抽动等非常适用。

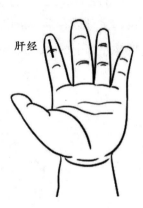

肝经

（2）期门穴：期门穴是肝经的穴位，位于胸部，乳头直下，第六肋间隙。孩子取坐位或者仰卧位，父母以左手中指指腹按揉右边期门穴半分钟，再以左手中指指腹按揉左边期门穴半分钟。期门穴有很好的疏肝作用，对情绪抑郁、腹胀的孩子非常适用。

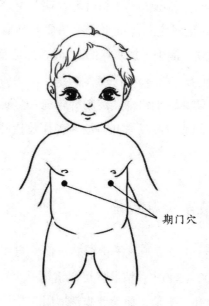

期门穴

（3）太冲穴：太冲是肝经的穴位，位于足背，第一、二跖骨结合部之间凹陷中。孩子取坐位，父母以右手拇指指尖按揉右脚上的太冲穴半分钟，再以左手拇指指尖按揉左脚上的太冲穴半分钟。对小儿因肝气郁结或肝火旺引起的头晕、眼干、情绪抑郁、烦躁非常适用。

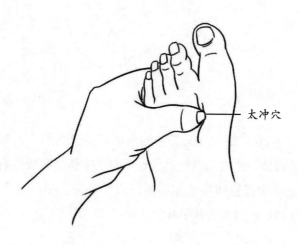

太冲穴

（4）阳陵泉穴：阳陵泉是胆经的穴位，位于小腿外侧，腓骨小头下凹陷中。孩子取坐位，父母以左手拇指指尖点按左腿上的阳陵泉穴20次，再以右手拇指指尖点按右腿上的阳陵泉穴20次。阳陵泉穴为胆的下合穴，针对孩子胆汁淤积引起的黄疸、食欲不振效果明显。

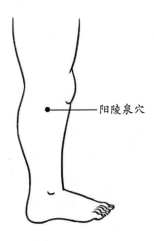

阳陵泉穴

第五章

孩子生病了，父母该怎么做

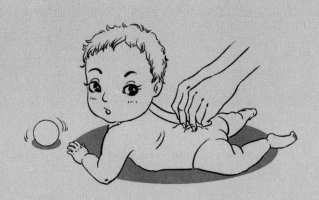

　　孩子生病了，要具体问题具体分析，并不是所有的病都必须去医院。事实上，大部分儿科疾病，父母的照料才是最重要的，父母需要同孩子一起和疾病作斗争，采取力所能及的办法，减缓孩子的症状，帮助孩子尽快恢复。

孩子发热，该如何退烧

在儿科疾病中，发热是最常见的，像感冒、肺炎、流感、水痘、猩红热等都会表现出发热的症状。孩子发热，父母总是容易紧张，特别是孩子发生过高热惊厥，父母更是"谈烧色变"！事实上，孩子发热绝大多数情况下都不需要太过紧张，只是作为父母，要学会初步分清孩子发热的类型并采取一些恰当的退烧方法，这样才不至于病急乱投医。

首先，我们要判断孩子发热的原因。从西医角度讲，发热大多是由病原体感染引起的，所以在治疗上也主要根据不同的感染类型来用药，西医的诊断与治疗对于严重的发热非常有必要，但绝大多数情况下，孩子发热可以通过家庭调养的方式来治疗，这时，中医的诊疗思维就尤其重要了。

从中医角度看，将发热分为三类：第一类是"憋"出来的热，也叫郁闭发热，比如人体受凉了，汗孔闭合，热量无法外散，就会出现发热的现象，常见于风寒感冒或夏天贪凉引起的中暑；第二类是"冲"出来的热，即热毒壅盛，比如受了风热，或者内热积聚到一定程度，热往外冲，就可能引起发热；第三类则是"旱"出来的热，即缺水发热，中医有句话叫"壮水之主，以制阳光"，水少以后，相对而言火就大了，也会引起发热，中医称之为阴虚发热。

有句话叫"治大国如烹小鲜"，治病也是如此。如果把治疗发热的过程比成煮粥，也要考虑三种情况。第一种是需要适时揭盖，这样粥就不会漫出来，中医称之为解表法；第二种是盖子已经揭开，粥还在翻滚，需要把火关小，中医称之为清热法；第三类是锅里缺水，揭盖、关火都不管用，需要加水，中医称之为滋阴法。所以，根据孩子的情况对证施治，才能取得好的疗效。

"憋"出来的发热，要先发汗把出口打开

孩子发热了，先摸摸后背，如果干干的没有汗，或者手脚冰凉，大一点的孩子会说冷，再看看孩子的舌头，如果舌苔整体比较白的话，基本可以判断是郁闭型发热了，这个时候要第一时间将郁闭的状态解除，热量才能及时散播出去，我们可以采取以下几种方法：

（1）葱白2段，鲜姜3片，香菜根2个。加入适量清水，煮开5分钟，余汤液约200~300mL，稍凉，让孩子趁热服下，以微微出汗为度，可以间隔4小时服用一次。

（2）如果用了上面的方法还不出汗，可以配合泡脚，这样发汗效果会更好。可以用苏子叶、艾叶各20g，水煮10分钟后适当放凉，泡脚20分钟。

（3）如果孩子年龄小，可以通过洗热水澡来发汗，取苏子叶、艾叶各30g，煮水泡洗15分钟左右，额头有小汗珠冒出就可以了。注意保暖，多喝温水，不要受凉。

（4）除了上述方法，对于6岁以下幼儿，后背捏脊也可以帮助发汗，一般自尾骨正中到大椎穴捏6~9遍，后背用手摸着微微潮湿就可以了。要注意的是，如果孩子体温超过39℃，就不要再用捏脊的方法了，因为孩子剧烈哭闹后容易引起惊厥。

（5）超过6岁的儿童，也可以用拔罐的方式，主要围绕后背脊柱两侧的膀胱经做闪罐或走罐，能最快地将后背毛孔打开，起到立竿见影的效果。

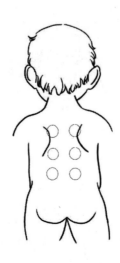

（6）对于郁闭型发热的孩子，需要选用解表散寒作用为主的中成药，如最常用的儿感清口服液、小儿至宝丸等，不能直接使用纯清热的药，否则容易加重病情。

"冲"出来的发热，要及时清热

如果孩子发热，有出汗，同时面色红，反复说口渴，小便颜色黄，或者感觉燥热难耐，舌头颜色也比较红，基本可以判断是热毒壅盛的发热了。这时候，就要第一时间给孩子清热，这和郁闭型发热的处理方式不一样，更多地是清除多余的热量。一般可以采取以下处理方式。

（1）白萝卜有清热、顺气的作用，可以取小半根白萝卜，切片后，水煮10分钟。注意不能煮太长时间，煮好后加入适量的冰糖，适当放凉让孩子喝。也可以将白萝卜换成绿豆，喝绿豆汤也有很好的清热效果。

（2）孩子高热时，如出汗很多，用了退烧药效果也不佳，可以取竹叶5g，生石膏10g，用水煎煮20分钟，过滤汤液，再加大米适量，煮成大米粥给孩子喝，有很好的退热效果，还可以补充体能。

（3）对于热毒壅盛型的发热，6岁以下儿童可采用打马过天河的推拿手法降温。具体操作方法：父母用一手握住孩子四指，掌心向上，另一手拇指指面先揉内劳宫穴，再用食指、中指指面蘸凉水，自总筋穴起交替弹打至洪池穴（曲泽穴），或边弹打边吹凉气，称打马过天河。

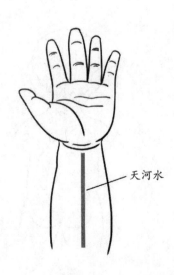

天河水

（4）6岁以上儿童，可以用刮痧的方法来退热，具体操作方法：给孩子后背皮肤均匀涂抹刮痧油或润肤霜，用刮痧板在脊柱正中及两侧自上而下刮，以皮肤出现痧点为度。

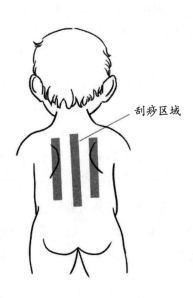

刮痧区域

（5）热毒壅盛型发热可用的中成药比较多，如小儿豉翘退热颗粒、小儿柴桂退热颗粒、儿感退热宁口服液、连花清瘟颗粒等。针对高热运用退烧药效果不好的情况，可以买羚羊角粉或口服液，按说明给孩子服用，效果很好。

"旱"出来的发热，需及时补水

缺水型发热，也就是身体缺水，相对而言火就大了。好比一口锅，如果没有足够的水，哪怕下面的火并不大，也会呈现出"热"的状态。缺水型发热的症状多表现为口干、口渴，身体消瘦，舌苔很少或无舌苔。一般而言，有三类情况：第一类是夏天出汗太多，没有及时补充水分而导致的中暑；第二类是急性腹泻脱水引起高热，甚至惊厥；第三类是慢性的阴虚发热，也就是说身体长期处于阴虚状态而导致的慢性发热。总之，这几种发热的根源都在于阴液不足，治疗重点在补水滋阴。

（1）如孩子发热出大汗并伴随严重腹泻，及时补充水和能量很重要，可以自制补液米汤。具体做法是：先煮沸一升的开水，然后倒入一碗米，煮沸5～10分钟，直至变为稀糊状。将煮好的米汤倒入容器内，加入一汤匙的糖和盐。待稀糊状液体凉至室温，米汤就制作好了。让孩子饮用，一方面可以补充水和电解质，另一方面可以补充能量，对脱水型发热的康复效果尤佳。

（2）阴虚发热的孩子往往手脚心易出汗，并且夜间低热，白天体温偏正常，可以给孩子喝银耳梨汤来滋阴，具体做法是：银耳浸泡5小时，撕成小朵，雪梨削皮切块，将银耳、雪梨一起放入高压锅内，加入适量的冰糖，大火烧开转小火炖15分钟后关火，焖半小时即可食用。

（3）缺水型发热需要保证孩子得到充分的休息，不可使用刺激性强的按摩手法，如捏脊、揉腹等，容易加重病情。

（4）可选用滋阴清热类中成药，如养阴清肺颗粒、川贝枇杷露、知柏地黄丸、六味地黄丸等。

什么情况需要马上带孩子去医院

（1）3个月以内婴儿发热超过38.5℃，3个月以上孩子发热超过39℃。

（2）发热24小时体温依然超过38.5℃。

（3）体温超过39℃，伴随头痛、呕吐。

（4）发热时精神萎靡、烦躁、嗜睡，面色发黄或发暗。

（5）发热出现皮疹或皮下出血点。

（6）发热伴随明显腹泻，特别是有黏液脓血便。

（7）呼吸困难或前囟门饱满突出。

（8）高热发生惊厥。

小儿高热惊厥，父母如何处理

小儿的身体发育尚未完全，神经系统发育也不完善，如果体温急剧升高，就容易出现双眼上翻、牙关紧闭、全身抽搐甚至意识丧失的症状，这就是典型的高热惊厥。

父母面对孩子高热惊厥，以为孩子有生命危险，慌乱之下，往往容易手足无措。事实上，孩子高热惊厥的发生并不少见，父母要懂得基本的处置方法，才不至于造成严重后果。

（1）将孩子侧卧或头偏向一侧，切记不要在高热惊厥时给孩子喂药，容易造成窒息。

（2）解开衣领，保持呼吸通畅，用布包住压舌板或木棍放在孩子上下牙之间，防止咬伤舌头。

（3）用手指掐按孩子的人中穴（鼻唇沟）2～3分钟，待孩子醒来再按压内关穴2～3分钟，尽量少搬动孩子，保持环境的安静。

（4）孩子清醒后及时用温水擦拭身体或服退烧药，适当喝温水。

（5）及时带孩子就医。一般情况下，高热惊厥会持续3～5分钟，在孩子丧失意识时，父母不要急着抱孩子去医院，可以先按以上方法操作，等孩子恢复意识以后再前往医院，进一步查明原因。

孩子感冒，需要分清类型

　　说到感冒，几乎每个人都有过体验，发热、流涕、鼻塞、头痛等症状让人非常难受。幼儿由于脏腑娇弱，免疫能力相对低下，就更容易感冒。每当孩子感冒了，看着孩子难受的样子，父母难免担心。

　　那么，什么是感冒呢？感冒本是一个中医词汇，是指人体感受病邪往外表达（冒出来）的过程。我们看到的发热、流涕、咳嗽、喷嚏等都是身体在往外排出病邪。需要注意的是，中西医对感冒的划分并不一样，常说的风寒、风热是中医范畴，而病毒、细菌等感染则是西医学的理解，本文主要按照中医的划分法来论述。

感冒的最初状态——风寒在表

　　感受风寒引起的感冒叫风寒感冒，这是最常见的感冒类型。有的孩子晚上踢被子受凉了，或者换季没有及时增添衣物，就容易发生风寒感冒。当寒邪侵袭时，人体最先感觉到的是皮肤、汗毛、头发等，肌肤就会处于紧张闭合状态，所以人受凉会起"鸡皮疙瘩"，就是汗孔闭合以后，没有及时打开引发的。

　　所以，辨别风寒感冒的关键是怕冷、无汗、身体酸痛伴随流清涕、白痰。这是感冒的初始阶段，我们需要做的是打开汗孔，解除肌肤的紧张状态，所以发汗是治疗风寒感冒的最佳方法。父母如果在这个阶段进行干预，孩子的感冒很快就能控制住。

　　其实，发汗的方法有很多，我们可以根据孩子的情况选择不同的发汗方式。

　　（1）用葱白2段，鲜姜3片，香菜根2个。加入适量清水，煮开5分钟，余汤液约200～300mL，稍凉，让孩子趁热服下，以微微出汗为度，可以间隔4小时服用一次。

（2）如果用了上面的方法不出汗，也可以配合泡脚，这样的发汗效果更好。用苏子叶、艾叶各20g，水煮10分钟后适当放凉，泡脚20分钟。

（3）对于6岁以下儿童，捏脊疗法可以有效地解表散寒，而6岁以上儿童则可以采用后背膀胱经拔罐的方式治疗。

（4）专治风寒感冒的中成药，常用的有儿感清口服液、保婴丹、小儿清感灵片、小柴胡冲剂，可根据不同年龄使用不同的剂量。

感冒的另一类型——外寒里热

很多家长在孩子感冒时分不清是风寒还是风热，因为孩子既有风寒症状，又有内热症状。要知道，风寒侵袭人体后，毛孔闭合，身体的散热机制受到抑制，或者本身有内热的孩子再受凉，就会出现内热加重的状态，也就是寒包火。寒包火症状：外寒——肌肉酸痛、关节痛、畏寒、无汗、鼻流清涕；内热——口干舌燥、咽痛、口渴、鼻涕和痰逐渐变黄变黏、便秘、尿黄等。

处理外寒里热的感冒，需要兼顾表寒和里热，不可一味地运用清热药，否则表寒得不到解除，病情总是缠绵难愈，我们可以采用以下的处理方式：

（1）香菜4根去叶留根，白萝卜3片，姜2片。加水煮开15分钟后服用。这是一次的量，一天2~3次。香菜和生姜都是辛温解表的中药，可以散寒解表，祛除体表的寒；白萝卜性凉，入肺胃经，具有清热生津、下气宽中、顺气化痰的功效，可以清里热、生津止渴。这个食疗方可以融入日常饮食中，比如做羊肉白萝卜汤，加点儿香菜和生姜，效果也是非常好的。

（2）用艾叶、苏子叶各20g，煎煮10分钟后泡脚发汗以散表寒，同时内服绿豆汤以清里热。

（3）中成药可选用小儿柴桂退热颗粒、小柴胡颗粒、感冒清热颗粒等，这些药都具有解表寒兼清里热的作用。

风热感冒重清热

还有一类感冒叫风热感冒，是由外感风热引起的，或者风寒感冒没有得到及时治疗，也会转化成风热感冒。风热感冒看到的是一派热象，比如面红目赤，咽喉红肿，流黄色的黏稠鼻涕，咳的痰也是黄色的，同时可能伴随高热不退、大汗淋漓等症状，一般的流行性感冒多属此类。

当我们判断孩子属于风热感冒时，治疗也要围绕清热展开，一般有以下处理方式：

（1）白萝卜有清热、顺气的作用，用小半根白萝卜，切片后，水煮10分钟，注意不能煮太长时间，煮好后加入适量的冰糖，适当放凉让孩子喝。也可以给孩子喝绿豆汤，也有很好的清热效果。

（2）桑叶、薄荷、菊花各5g，用开水冲泡10分钟，代茶频繁饮用，具有很好的疏散风热的作用。

（3）小儿推拿手法中，清天河水（也叫打马边天河）具有很好的清热效果，对6岁以下儿童的风热感冒尤其适用。具体操作方法：家长食中二指并拢，沿孩子小臂内侧正中线，蘸清水从腕推到肘，反复操作100～200次。对于6岁以上儿童，也可以选用刮痧疗法，从脊柱两侧自上而下刮出小痧点，有很好的治疗效果。

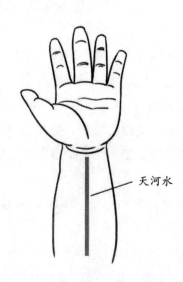

天河水

（4）市面上治疗感冒的中成药大多是针对风热感冒的，只是侧重点稍有不同。常用的有小儿感冒口服液、小儿解表口服液、小儿豉翘清热颗粒、儿感退热灵口服液、小儿感冒茶、连花清瘟颗粒等。

暑湿感冒要除湿

暑湿感冒在夏季多见，即常说的中暑，表现为发热、头痛昏重、全身乏力、食欲不振，可伴呕吐、腹泻、舌苔厚腻等。主要鉴别点是头晕头重、身体乏力，也可能伴有食欲不振症状。暑湿感冒是因夏季天热，人体需要依靠汗孔排汗散热，这时如受凉，身体的热量和汗液不能及时排出，就会造成全身困重的表现，所以治疗的重点在化湿，也就是排出身体存积的湿气。一般可以选用以下调养方式：

（1）西瓜、番茄适量，西瓜取瓤，去籽，用纱布绞挤出汁；番茄先用沸水烫，剥去皮，也用纱布绞挤出汁。二汁合并，代茶饮用。

（2）绿豆、黑豆、赤小豆各15g，清水浸泡1小时，加水大火烧开后转小火慢炖1小时，待豆子开花后加适量冰糖再炖5分钟，放凉后连汤带豆一起服用。

（3）金银花10g，薄荷10g，芦根20g。金银花、芦根加水500mL，煮15分钟后下薄荷再煮3分钟，滤出汤汁后加适量白糖，温服，日服3~4次。

（4）取藿香正气水以1∶100兑温水，即将10mL藿香正气水加入1000mL的温水中，适当搅拌，泡脚20分钟。也可以取一支藿香正气水，浸湿棉球后，贴于孩子的肚脐处2小时，每日两次，也有很好的解暑作用。

（5）治疗暑湿感冒的中成药一般选用小儿暑感宁糖浆、藿香正气口服液（怕冷）、十滴水（不怕冷）。

孩子咳嗽，要找到根本原因

咳嗽是孩子成长过程中经常遇到的，或轻或重，每当听到孩子的咳嗽声，父母总是很担心。事实上，咳嗽只是一个症状，引起咳嗽的原因有很多，咳嗽的表现形式也不相同，所以中医有句话叫"五脏六腑皆令人咳，非独肺也"。

咳嗽并不算是一种疾病，而是人体对外的一种反应，是人体的一种自我保护机制。当呼吸道受到外界刺激或存在分泌物堆积，咳嗽可以排出气道异物或存积的分泌物。小儿因为呼吸道黏膜相对娇嫩，对外界刺激更加敏感，同时，小儿呼吸道相对更狭窄，一旦有分泌物堆积，就更容易引起咳嗽。所以从大方向看，我们要先搞清楚咳嗽是外界原因引起还是内部原因引起。

每当孩子咳嗽，去医院检查，医生往往会给出如扁桃体炎、支气管炎、肺炎、过敏等西医诊断，家长面对这些词汇难免陌生。中医对咳嗽的理解和西医不一样，更多地是分析咳嗽呈现出来的证型，有寒散寒，有热清热，有痰化痰，相比较而言，对家长的指导意义更大。

寒性咳嗽要辨清

第一个要说的是寒咳，就是呈现出寒象的咳嗽。寒咳的特点是痰比较清稀，咳嗽的频率也不是很高，咽痛不明显，扁桃体一般没有明显红肿，可能伴有流清鼻涕、怕冷、面色苍白等其他寒象，往往有一层薄白舌苔，舌苔颜色也比较淡。

寒咳是因人体感受风寒或体内有寒气引起的，所以散寒是这类咳嗽的调理要点，我们可以采取以下的方式：

（1）大蒜有很好的散寒止咳的作用，可以取大蒜3瓣，切成片，加适量水，隔水蒸15分钟，让孩子喝蒸出来的水。

（2）不喜欢大蒜味道的孩子可以吃烤橘子。将橘子直接放到小火上烤，并不断翻动，烤到橘子皮发黑、有热气从橘子里冒出。稍凉一会儿，剥去橘皮，让孩子吃温热的橘瓣，有很好的止咳作用。

（3）同样是大蒜，也可以加生姜一起捣烂成泥，捏成饼状，每晚洗脚后敷于孩子足底涌泉穴，用胶布固定好后套上袜子，每次敷2个小时，也有很好的散寒止咳的作用。

（4）如果用了上述方法效果都不好，还可以泡中药茶。取苏子叶、陈皮、炒莱菔子各5g，加少量红糖，用开水冲泡15分钟，给孩子频繁饮用。

（5）外治法可以用热水袋，敷于孩子后背肺俞穴15分钟。咳嗽严重的还可以艾灸肺俞穴，每日15分钟。

（6）中成药可以选用儿童清肺口服液（丸）、小儿宣肺止咳颗粒、解肌宁嗽口服液、通宣理肺丸、小青龙颗粒等。注意：不能用清热的药，如蒲地蓝口服液、板蓝根颗粒等，因为这些药本身属于寒性，误用会加重病情。

热性咳嗽多咽痛

热性咳嗽就是我们常说的"上火"。一般咽痛很明显，张口观察可见咽部红肿，咳嗽少痰或者咳黄痰，咳嗽频率高，声音洪亮，日夜咳嗽都重，严重影响睡眠，口渴明显，可伴大便干，舌头颜色比较红。

热咳多因吃太多高热量、高油脂食物，或喝水少导致，要想咳嗽恢复快，首先要从饮食习惯上做改变，注意清淡饮食，多喝水。除此之外，我们还可以采用以下调养方式：

（1）绿豆有很好的清热解毒作用，可以煮绿豆汤给孩子频繁饮用。取绿豆100g，少量冰糖，加1000mL水，先浸泡30分钟，煮开10分钟即可，不吃绿豆只喝汤。注意不用煮太长时间，清热作用更强。

（2）取荸荠150g，鲜藕150g，分别削皮，洗净切碎，放入榨汁机中榨成汁，频频饮汁即可。荸荠配以莲藕榨汁共饮，具有清热生津、化湿祛痰、凉血解毒等功效。

（3）鲜芦根、竹茹、白茅根各10g，粳米50g。先煎前三味药取汁，加入粳米煮粥，对咽痛影响进食的孩子尤其适用。

（4）2岁以下幼儿服药不便，可以买复方鲜竹沥液1支，用棉球浸湿后外敷于肚脐处，每日一次，每次2小时。

（5）热咳还可以根据不同年龄运用刮痧、挤痧、吮痧的方法清热止咳，前胸取天突穴到膻中穴这一段，后背则以膀胱经第一胸椎到第五胸椎这一段为主。

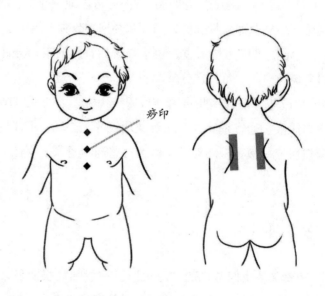

痧印

（6）热咳可选用的中成药很多，如金银花露、小儿咽扁颗粒、蒲地蓝口服液、复方鲜竹沥液、蓝芩口服液、急支糖浆等，都有很好的治疗效果。

痰咳要以化痰为核心

有一类咳嗽主要是痰多，是因气道分泌物刺激引起的咳嗽。一般痰白黏稠成块，容易咳出，伴有胸闷、乏力、腹胀、食欲不振、大便稀溏等消化道症状，看舌头可见舌苔厚腻，也是体内痰湿蕴结的表现。

当发现孩子咳嗽痰声厚重，加上舌苔厚腻，就可以归到痰咳的类别。

饮食上要注意不可吃油腻、寒凉及其他不易消化的食物，这些食物容易生痰，不利于恢复。一般针对痰咳有以下调养方式：

（1）将沸水倒入碗中，抱起孩子或让孩子弯腰，将口鼻对着升起的水蒸气，可使痰液变稀，有利于排出。

（2）葱白、鲜橘皮捣碎，加温炒热，取葱橘糊一团，趁热贴于膻中、上脘穴，贴30分钟，化痰效果明显。

（3）家长五指并拢，虚掌轻叩孩子背部，自边缘到中心、自下而上拍打，帮助孩子将痰咳出。

（4）点按丰隆穴有很好的祛湿化痰作用，从腿的外侧找到膝眼和外踝，连成一条线，然后取这条线的中点，接下来找到腿上的胫骨，胫骨前缘外侧1.5寸，大约两指的宽度，和刚才那个中点平齐处就是丰隆穴，每天可双侧点按丰隆穴5～10分钟。

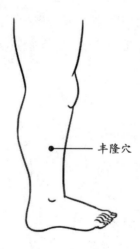

丰隆穴

（5）具有化痰止咳作用的中成药有小儿消积止咳口服液、小儿止咳糖浆、二陈丸、参苓白术颗粒等。

燥咳要润肺滋阴

燥咳是指干燥型咳嗽，中医称肺阴亏虚。此类咳嗽一般病程偏长，咳嗽时咽干咽痒明显，咳嗽声轻，无痰或痰少而黏，不易咳出，口干舌燥，口渴但饮水不多，可能伴有皮肤干燥、大便干等特点，舌头颜色偏红，舌苔少。

燥咳容易发生在秋冬季节，一般属于慢性咳嗽。治疗这类咳嗽的关键是滋阴润肺，一般有以下调养方式：

（1）将银耳泡发，去除银耳的根部，撕成小块，雪梨去皮切块，鲜百合洗净。在锅中加入足量的水，大火烧开后加入银耳，再次开锅后，转中小火煮20分钟。放入冰糖，下梨块、百合，煮20分钟后关火，不要马上打开锅盖，焖10分钟后，便可食用。

（2）将沸水倒入碗中，抱起孩子或让孩子弯腰，将口鼻对着升起的水蒸气，湿润呼吸道以缓解症状。

（3）取麦冬、石斛各5g，水煮15分钟，代茶饮用，有很好的滋阴润肺效果。

（4）三阴交是肝脾肾三经的交会穴，点按此穴可以滋阴清热、润肺止咳。三阴交位于内踝上三寸的位置，先找到孩子的内踝高点，向上差不多孩子四指宽度的位置就是此穴。一般每次点按3～5分钟，一日3次。

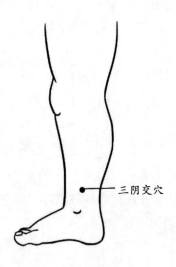

三阴交穴

（5）燥咳可用的中成药有小儿消咳片、百合固金片、川贝枇杷膏、养阴清肺颗粒、麦味地黄丸等，总之，重点在润肺。

小儿哮喘，中医调养三部曲

哮喘是小儿常见的肺系病，小儿咳嗽若没有得到及时治疗就会发展成哮喘。哮喘发作时可以听到像吹哨子一样的喘息声，呼吸困难，气息急促，严重的会伴有口唇青紫、严重胸闷等缺氧症状。哮喘往往迁延难愈，给孩子的生活带来极大的影响。

自古以来，哮喘都是一个难治的疾病，所以有"内科不治喘，外科不治癣"的说法。从病变局部看，哮喘之所以发生，主要是由于外界刺激造成气道痉挛、水肿或分泌物堵塞。如清代医家李用粹在《证治汇补》中所说："哮即痰喘之久而常发者，因内有壅塞之气，外有非时之感，膈有胶固之痰，三者相合，闭拒气道，搏击有声，发为哮病。"

首先，"内有壅塞之气"指的是孩子自身的气机不畅。正常状态下，人的呼吸吐纳是一个升降平衡，这样才能气机舒畅，当孩子存在气虚或者气郁，升降状态就会失去平衡，就会表现出气喘的状态。

其次，"外有非时之感"指的是外界环境的变化也是诱发哮喘的原因。所谓非时之感，就是指非正常的外界接触，如空调产生的冷气，还有雾霾、沙尘、花粉、药物等，都可以诱发哮喘，也就是我们常说的过敏。

最后，"膈有胶固之痰"说的是肺、气管有分泌物（痰）堆积，会造成气道狭窄，通气不畅。对于儿童来说，脾胃虚弱，运化水液的能力下降，或者平素吃太多油腻、寒凉食物，多余的废水就会存积在肺中，加上内火旺盛，废水浓缩后就成了"胶固之痰"了。

了解了哮喘发病的机理，我们就知道调理的方向了。一般而言，要从三个方面入手，才能达到稳固的疗效。

第一步：避开诱因是前提

在第一章里说过，一般太爱干净的父母养不好孩子，如果长期让孩子处于太过干净的环境，一旦遇到不干净的东西（粉尘、霉菌、花粉、雾霾等）就容易引发过敏，过敏性哮喘就是其中一种。然而，针对已经有过敏性哮喘的孩子，因为哮喘的急性发作往往有诱因存在，这就要求家长尽可能让孩子避开诱发因素。一般而言，主要从环境、气候、饮食、情绪、运动等方面出发。

（1）孩子卧室既要保持一定的温度和湿度，又要保持空气的流通。尽量少使用喷洒型的清洁剂和除臭剂。室内应避免养宠物，特别是会掉皮屑、毛发的动物。

（2）孩子的衣服、床上用品等应少用丝棉及羽绒制品，勤换洗，最好用55℃以上的热水洗涤。

（3）孩子的内衣以纯棉织品为宜，避免穿羊毛、腈纶、涤纶等易引起过敏的衣料。

（4）注意气候变化，随时增添衣服，以防受寒发病。

（5）带领孩子适当进行户外活动，加强锻炼，提高抗病能力。但要避免剧烈运动，或在雾霾天、气温低时运动，运动出汗后要及时擦干。

（6）情绪激动、精神紧张会造成气机不畅，也是哮喘的诱发因素，应尽量让孩子保持舒畅的心情，有郁闷情绪要及时通过运动、唱歌等方式抒发表达。

（7）孩子的食物选择应遵循"六不过"原则，即进食不宜过咸、过甜、过腻、过激、过敏、过饱。饮食宜给予营养丰富、易消化的流质或软食，宜多饮开水。哮喘发作时，应少吃胀气及难消化的食物，如豆类、马铃薯、地瓜等，不喝碳酸饮料，避免腹胀压迫胸腔，加重呼吸困难。

（8）肥胖也是哮喘一大诱因，通常肥胖的孩子呼吸道相对狭窄，加上体重负担，哮喘更易发生，所以要避免肥胖，有肥胖问题的孩子要及时减肥。

第二步：顺气化痰是核心

哮喘发作时，孩子会有明显的憋闷感，这是肺的宣发和肃降功能失常了。要想缓解哮喘的症状，除了严重时使用抗过敏和激素药物，也可以用顺气化痰的方式来调畅孩子的气机。一般我们可以使用以下方法：

（1）针对胸闷明显的哮喘，用豆腐500g，麦芽糖或蜂蜜30g，生萝卜汁1杯。混合煮开，日服两次。此方有顺气的作用，可减轻气管炎引起的哮喘症状。

（2）针对因受凉明显加重的哮喘，可以服苏子粳米粥：紫苏子10g，苏子叶15g，粳米50g，红糖适量。将紫苏子捣为泥与粳米、红糖同入锅内加水煮，快成粥时入苏子叶。每日早晚温服，5天为1个疗程。

（3）针对痰多的哮喘，可以用以下食疗方：北杏仁10g，薏苡仁30g，冰糖少许。将薏苡仁煮粥，待半熟时加入北杏仁，文火煮至熟，加入冰糖，早晚食用。

（4）哮喘发作时，正确的推拿手法能有效缓解症状。父母用手掌擦孩子后背肺俞部位和前胸膻中部位至局部发热。膻中穴位于两乳头连线中点；肺俞穴位于第三胸椎棘突下旁开5cm处。可用手掌紧贴皮肤，稍用力下压推（缓缓推动、均匀用力）膻中穴和肺俞穴，可调肺气、补虚损、理气化痰、止咳平喘。

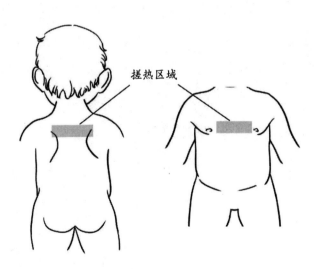

搓热区域

（5）将大蒜捣成泥，捏成饼状，敷在孩子脚底的涌泉穴（位于人体足底前部凹陷处）上，用胶布固定，天凉可以套上袜子，夜间入睡后贴敷5~8小时。

第三步：补气健脾是根本

哮喘的孩子并不是一直都有症状，没有哮喘症状时称为缓解期，这个时期很多家长都不重视，事实上，缓解期的调养才是哮喘能否治愈的关键。元代医学家朱丹溪在《丹溪心法》中有言："哮病……未发以扶正气为要。"也就是说，我们要学会未雨绸缪，就像行军打仗一样，要在休整期练兵、储备粮草，这样才能打赢。

哮喘的孩子基本都存在脾肺气虚的问题，一方面要加强脾胃功能，另一方面要益气补肺。

（1）核桃仁10g，杏仁5g，麦芽糖20g。将三物混在一起蒸熟加生姜汁20滴，一次服完。

（2）冬虫夏草粉5g，白及粉10g，粳米50g。先将粳米加适量冰糖入锅内，加清水400mL，煮成稀粥，然后加入二粉，稍煮片刻，至粥黏稠即可停火，焖3～5分钟。一日两次，温热服食，5～7天为一个疗程。

（3）太子参（或党参）15g，茯苓15g，生姜3g，粳米60g。先煎太子参、茯苓、生姜两次。将两次滤取的药汁合并，入粳米煮粥，分两次食用。

（4）艾灸足三里、大椎、肺俞穴，每日10分钟，三伏天连续艾灸1个月。

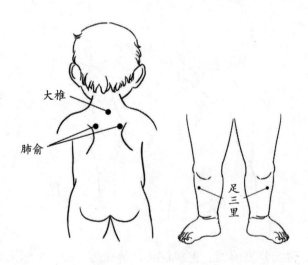

（5）中成药可选用小儿治哮灵片、通宣理肺口服液、小儿化痰止咳颗粒、小儿咳喘颗粒、小儿久嗽丸。

小儿鼻炎，中医有妙招

说起鼻炎，很多人都深受其扰。虽然鼻炎只是一个小病，但却严重影响生活质量：鼻塞、鼻痒、流涕、打喷嚏等症状无时无刻都在提醒它的存在。

从西医角度看，鼻炎的种类很多，如按发病时间可分为急性鼻炎和慢性鼻炎，按病因可分为过敏性鼻炎、萎缩性鼻炎、激素性鼻炎、职业性鼻炎等，按病位又分为普通鼻炎和鼻窦炎。这些划分，让很多人眼花缭乱，不知该如何下手。

《内经》中有言："肺气通于鼻，肺和则鼻能知臭香矣。"鼻子是肺的门户，如果把人体比成一个工厂，鼻子就是工厂的烟囱；现实生活中，我们看到烟囱冒烟就知道工厂内部在运转，也可以通过烟的颜色、量的多少来判断工厂内部情况；当烟囱堵了，一方面要清理局部，一方面要思考是不是工厂燃料燃烧不充分等原因。同样，鼻子表现的问题也是身体内部问题的体现，所以，不能只针对鼻子下功夫，调理内在体质状态也很重要。

寒性鼻炎流清鼻涕

有的孩子患鼻炎的表现是一受凉就加重，如吹冷风、游泳、淋雨等，表现为流清涕，也有鼻塞、打喷嚏的症状，同时可能伴随怕冷、面色苍白、四肢寒凉等症状，这类孩子的舌头颜色比较淡。当发现孩子符合上述特点，基本可以判定为寒性鼻炎了，在调养时要以温阳散寒为中心。

（1）辛夷10g，带壳鸡蛋一个，加水煮20分钟，吃鸡蛋喝汤。

（2）白芷15g，红枣10个，葱白5根，鸡肉60g，姜5片、粳米50g，香菜6g，先将粳米、鸡肉、白芷、生姜、红枣同煮，待粥熟后加入香菜、葱白，放少许盐调味即可。

（3）将一瓣大蒜捣烂，用干净的布包好挤出大蒜汁，滴入孩子的鼻孔，每个鼻孔滴两滴即可；用手轻压鼻翼，让鼻腔内侧都能吸附到大蒜汁。注意大蒜容易使孩子鼻腔受到强烈刺激引起不适，因此，最好少量多次地应用此法，也可将大蒜汁略稀释后再滴入。

（4）晨起捏脊9遍以助阳散寒。

（5）艾灸大椎、肺俞穴各5分钟。

（6）中成药可选用鼻炎灵片、玉屏风颗粒、辛芩颗粒。

热性鼻炎容易鼻出血

热性鼻炎以鼻痒、鼻出血为特征，平时鼻子干，鼻尖泛红，鼻腔黏膜红肿，流涕少，同时可能伴随烦躁易怒、大便干、小便黄等症状，舌头颜色也比较红。热性鼻炎是由肺热壅盛引起的，调养时需要清热润肺，可以采取以下方法：

（1）菊花15g，桑叶15g，粳米60g。将菊花、桑叶加水煎煮，去渣取汁，放入粳米煮粥服用，每日一次。

（2）将新鲜的鱼腥草和猪肺加上适量的清水一起煲汤，根据个人口味放上少量的调味品，就可以喝汤吃肉了。

（3）用生理盐水或温水清洗鼻腔，双手食指搓鼻周5分钟。

（4）后项、背正中（督脉）自上而下刮痧（每周一次）。

（5）中成药可选择小儿鼻炎片、鼻渊通窍颗粒、辛夷鼻炎丸。

湿性鼻炎流浓鼻涕

还有一类鼻炎以流浓鼻涕为主，孩子说话时总是鼻音重，相当于现代医学的鼻窦炎。可伴随头痛、痰多、食欲不振、全身乏力沉重、大便稀溏或黏腻、舌苔厚腻等症状。这是痰湿蕴肺的表现，调养应以清肺化痰为主。

（1）白芷、茯苓各10g，粳米100g。加水共煮粥服用。

（2）晨起用温水或生理盐水给孩子洗鼻，可以买一个儿童专用的洗鼻器，能有效清理鼻腔分泌物。

（3）睡前用食指、中指蘸润肤霜或香油搓孩子的鼻周5分钟，同时可点按小腿双侧的丰隆穴5分钟。

（4）可选用的中成药有小儿鼻炎片、参苓白术颗粒、藿胆丸等。

以上的分类方法旨在分清调理方向，不管是急性还是慢性，过敏还是非过敏，都可以采取这样的分类，并按照相应的调理方法进行康复。需要提醒的是，鼻炎属顽固性疾病，一种调理方法最少坚持一个月，持之以恒，方能取得疗效。

鼻炎的日常护理

（1）若已知过敏原，要尽量少让孩子接触，如室内常清扫防止尘螨、霉菌滋生，蟑螂的排泄物和动物的毛发、皮屑要及时清理，有花粉过敏需要佩戴口罩。

（2）尽可能把鼻腔清洗干净：由于患过敏性鼻炎的儿童"后鼻腔"内常有大量的黏鼻涕，而这种黏鼻涕是导致儿童咽炎、扁桃体炎、咳嗽、哮喘的重要原因。使用普通抗菌药物往往效果不理想，而通过冲洗"后鼻腔"，清除致病源能取得良好的效果。

（3）不要骤然进出冷热悬殊的环境。

（4）有过敏性鼻炎的孩子往往易烦躁，因为鼻子堵得厉害，所以老张着嘴，嘴干，所以要多喝水。

（5）孩子患了过敏性鼻炎，家长要特别留心孩子的饮食，尽量避免给孩子食用可能引起过敏的食物，如海鱼、海虾、鸡蛋等，饮食不要过于油腻，少喝含糖饮料。

（6）预防鼻炎，家长要让孩子多锻炼身体，加强体质，增强抵抗力，避免灰尘及有害气体的长期刺激，积极防治急性呼吸道传染病。

小儿鼻出血，如何从根本调治

鼻出血，中医叫鼻衄，是很常见的小儿问题，在干燥的秋冬季尤其多见。如果孩子只是偶尔鼻出血，并且能及时止住，一般属于正常现象，因为孩子的气血比较旺盛，同时血管与黏膜娇嫩，更易破损。然而，如果孩子总是反复频繁地鼻出血，特别是血量大的情况下，父母就要重视了。

中医认为流鼻血是由于人的气血上逆引起的。肺开窍于鼻，鼻子出现病症，一般来说，与肺有着很大的关系。当人的气血上升，特别是肺气较热时，会造成鼻腔毛细血管充血，再加上一些人为的刺激因素（如抠鼻）就会流鼻血。当然，还有一个类型是气虚不摄血，是指气亏以后对血液的统摄作用降低了，引起的出血。西医的血小板减少性紫癜引起鼻出血，一般就属于气不摄血的范畴。

鼻出血应急处理

孩子流鼻血时，家长要保持安静，不要慌张，先适当安抚小孩。让孩子头部保持正面直立或是稍微向前倾的姿势，而不是后仰，否则鼻血倒流容易进入气道引起窒息。同时，用手指由外面压迫出血侧的鼻前部，也就是鼻子较为柔软的地方，压迫约5～10分钟，直到鼻血停止。也可以使用冰块在鼻梁上冰敷，让鼻腔内的血管收缩、帮助止血。血止住半小时以内，尽量不要让孩子做跑、跳等剧烈运动或搓揉鼻子，容易引发继续流血。

绝大多数鼻出血是上火

绝大部分鼻出血都是由内热积聚引起的。当孩子有内热时，鼻腔黏膜就容易充血，加上一些外力因素如擤鼻、抠鼻等，就会引起毛细血管破裂出血。此类鼻出血血量比较大，颜色深红或鲜红，平素鼻腔干燥还可能伴随其他内热症状，如口干口渴、咽痛、咳黄痰、脾气暴躁、食欲旺盛、大便干硬、小便黄、舌红苔黄等。总之，孩子因内热积聚引起鼻出血，需要以清内热为中心。

（1）内热重的孩子应少吃高热量食物，多饮水，同时晚上要早睡觉，避免情绪激动。空气干燥时，可适当加湿，也可于睡前在孩子双侧鼻孔各滴一滴香油以保持鼻腔湿润。另外，孩子若有不良的擤鼻、抠鼻习惯，家长需要及时纠正。

（2）藕节、白茅根有很好的清热凉血的作用，可取生藕节3个，白茅根10g，共煮20分钟，加适量冰糖服用。

（3）如每次出血难以止住，可以将云南白药或三七粉吹入鼻腔出血处，也可以用复合薄荷油滴鼻，一般都能快速止血。

（4）针对上火引起的鼻出血，在孩子背部大椎穴和肺俞穴处刮痧，可以有效清除上焦之火。

（5）如孩子内热严重，可以选用复方金银花颗粒或羚羊清肺丸治疗，但一般用药不宜超过一周。

气血虚弱也容易鼻出血

还有一类鼻出血是由气血虚弱引起的，中医称为气不摄血。一般出血速度慢，淋漓难止，血色较淡，出血量可少可多，但其势较缓。现代疾病如血小板减少性紫癜引起的鼻出血也属于此类。孩子一般面色苍白，神倦懒言，头昏眼花，食欲不振，大便稀，舌头颜色也比较淡。

（1）气血虚弱型鼻出血除了采取局部止血外，还需要补益气血。可用桂圆、桑葚各15g，大枣3枚，粳米150g，加水煮粥，经常服用。

（2）母鸡去内脏，当归10g洗净包纱布放入鸡腹内，加葱、姜、盐、料酒、味精，小火煮烂，去当归食用。

（3）艾灸足三里、命门穴，每日30分钟。

（4）中成药可选用健脾生血颗粒、乐儿康糖浆、归脾丸、补中益气丸等。

小儿打鼾，警惕腺样体肥大症

近年来，有一种小儿疾病特别高发，那就是腺样体肥大症。很多父母还是第一次听说这个病，但在生活中，经常见到一些孩子嘴唇上翻很明显，看上去很不自然。如果孩子晚上睡觉总是张口呼吸，打呼噜很严重，那就有可能是患了腺样体肥大症。

那么，什么是腺样体呢？腺样体的别名叫咽扁桃体，指鼻咽交界顶部的一个淋巴团块样组织，和扁桃体一样，充当人体的免疫屏障。由于腺样体所处的位置比较特殊，在鼻后孔的位置，若孩子反复上火（上呼吸道感染），就会刺激腺样体红肿，进而增生肥大占位。当孩子仰卧时，腺样体就像一个活塞堵住了鼻后孔，导致出现鼻塞、张口呼吸的情况。

这看似一个小问题，但却对孩子的生活造成了极大的影响。首先，呼吸不畅会影响睡眠质量，身体得不到充分休息，白天就容易精神疲乏、脾气暴躁；其次，张口呼吸，空气未经鼻腔过滤、加湿，会刺激咽部引起咽干、口渴进而出现慢性咳嗽；再次，长期张口呼吸，处于生长发育阶段的孩子就会呈现"腺样体面容"，影响美观；最后，缺氧会引起智力发育障碍，堵塞耳道并发中耳炎，严重的甚至会出现窒息。

西医面对腺样体肥大症多采用手术切除治疗，然而，腺样体是淋巴组织，担负着一定的免疫功能，切除后这部分的免疫作用就会下降，如果孩子反复感冒，呼吸道有发炎感染，仍有可能再度增生肥大。而且，手术毕竟有创伤，还要经过全身麻醉，小孩的风险比成人要大，因此在症状并不严重的情况下，还是先保守治疗为好。

那么，从中医角度看，如何理解这个疾病呢？

中医认为腺样体肥大当属传统医学中的"鼻窒""痰核"范畴，热毒与痰湿是此病的主要内在机理。当孩子体内热毒上扰（上火），就会引起黏膜、毛细血管充血，造成腺样体肿大；痰湿聚集，容易形成腺样体组织增生。所以，抓住热、痰两方面对此病进行防治，就可以取得良好的效果。

中医的防治准则是：未病先防，已病减轻症状、免于手术。当然，针对情况严重的（长期占位85%以上，或已有严重并发症），还是推荐手术切除治疗，以免耽误病情。

红肿期：热毒内蕴

红肿期是指腺样体局部处于红肿状态，一般在上呼吸道感染的急性期多见，表现以内热为主：咽部红肿、疼痛，伴随口舌红、大便干、脾气暴躁等。这一阶段的腺样体正发挥免疫功能，就好比是一个战场，做鼻腔镜检查可以看到腺样体有明显的红肿。腺样体也属于扁桃体组织，通过观察咽部扁桃体是否红肿可以间接判断腺样体的状态。腺样体处于急性红肿期时，要以清热利咽为治疗要点，也是此病治疗的关键时期。

（1）取新鲜的蒲公英、玉米须各20g，加适量水煎煮15分钟，滤出汤汁，再加粳米200g，煮粥连服3～5天。此方法有很好的清热消肿的作用，有明显咽部红肿疼痛时尤其适用。

（2）也可以取白茅根、夏枯草各5g，开水冲泡后代茶饮用。

（3）针对鼻塞、打鼾严重的孩子，可以用中药熏鼻法来缓解。取薄荷、辛夷、鱼腥草、蒲公英各10g，煮水后让孩子的口鼻对着热蒸汽熏蒸10分钟，药液可以重复加热，一天使用3次，一般连用一周。

（4）用鱼腥草滴鼻液或金银花露滴鼻，有很好的清热消肿作用，特别是睡前滴鼻效果更好，每个鼻孔滴3～5滴。

（5）急性红肿期还可以通过刮痧法来泻热，沿着颈椎自上而下刮到大椎的位置，同时重点刮肺俞区域，隔3～5天刮一次。

（6）急性红肿期一般可选用咽扁颗粒、蒲地蓝口服液、肺热咳喘口服液、双黄连口服液等中成药，旨在清热解毒、利咽消肿。

增生期：痰湿阻滞

增生期是指腺样体局部肿胀但不红，呈慢性增生状态，直观理解就是炎症消除后留下的赘生物。一般无咽痛，可伴随痰多，疲乏，舌苔厚腻，大便不成形或黏腻等特点。增生期的腺样体需要以化痰散结为调养方向。

（1）取白芷、茯苓各10g，粳米100g，加水共煮粥服用1个月。

（2）可自制中药香囊，起到通窍散结的作用。取丁香、藿香、白芷、苍术、艾叶各5g打粉，取适量放入香囊袋，挂于胸前或放于枕边。

（3）取辛夷、细辛、苍耳子、鹅不食草各10g，煮水后让孩子的口鼻对着热蒸汽熏蒸20分钟。药液可以重复加热，一天使用3次，连续熏蒸一个月。

（4）也可用辛夷、细辛、苍耳子、鹅不食草各10g煎浓汁做成滴鼻剂，每晚睡前给孩子滴鼻，坚持一个月。

（5）中成药可选用参苓白术颗粒、藿胆丸。

（6）增生期如孩子打鼾症状较严重，并发中耳炎或呈现腺样体面容，保守治疗效果不佳，需要及时手术切除腺样体。

孩子患腺样体肥大时，父母一定要牢记治疗这个病的关键是养大于治，所以提高免疫力、避免交叉感染、减少感冒才是至关重要的。有些孩子体质弱，动不动就感冒，一感冒，腺样体肥大就复发。很多父母会问为什么孩子总治不好，其实反复感冒也是引起腺样体肥大的一个重要原因。

孩子厌食，你知道原因吗

俗话说："儿吃一口，娘喜心头。"对于父母来说，没有什么比看见孩子认真吃饭更开心的事了。然而，现实生活中，很多家长都为孩子吃饭犯愁，一到饭点孩子总说不饿，不给他吃又怕缺营养，最后就变成追着喂或者强迫孩子吃。

事实上，小儿厌食有很多都是由不良生活习惯引起的，比如吃饭不规律、零食吃太多或运动太少等。如果孩子存在不良的生活习惯，要从改正习惯开始。习惯改正以后，如果依然存在厌食的问题，就要分清小儿厌食的内在原因了。

积食导致的厌食

很多父母发现孩子的肚子总是鼓鼓的，像个小西瓜，用手一拍还"嘭嘭"响；还有的孩子大便干硬，几天才排一次大便，其实这些都是胃肠不通畅导致的。

人体的胃肠系统就像一个加工厂，是流水作业的。正常状态下，饮食到达胃里，肠道要保持相对空的状态，等胃内的食物下达到肠道，胃就相对空了，这样才能保持一个好的运行状态，也就是《内经》中所说："六腑者，传化物而不藏，故实而不能满也。"

所以，当发现孩子的肚子鼓鼓的，往往是胃肠道被塞得太满的结果，孩子没有食欲也是一种自我调节。此时，解除胃肠的拥堵才是首要任务。一般可以采取顺气、消食、通便的调养方式。

（1）山楂麦芽饮：炒麦芽10g，炒山楂3g，红糖适量。炒麦芽、炒山楂加水一碗共煎15分钟取汁，加入红糖调味，饭前、饭后饮用。

（2）萝卜酸梅汤：取鲜萝卜250g，切薄片，乌梅2粒，加清水三碗煎成一碗半，去渣取汁加少许食盐调味饮用。

（3）摩腹法：父母五指并拢或用手掌掌面，在孩子的腹部做顺时针环形摩动，称摩腹，要求用力柔和持续，不可忽轻忽重，一般摩腹5～10分钟。摩腹法操作简单，疗效确切，既可单独应用，也可配合其他疗法同用，每日做3～4次。病症轻者，如一般食积、气滞腹胀等，一至数天即可缓解；病症较重或病程较长者，则须持续摩腹较长时间方能见效。

（4）脐部贴敷法：针对不适合食疗或摩腹的婴幼儿，取木香6g，陈皮、鸡内金各3g共研细末，装入消毒纱布袋中，晚上睡前将药袋置于孩子脐部，用绷带固定，次日晨除去。如疗效不明显或腹胀顽固，可用厚朴、槟榔各5g，大黄2g，打粉后加白醋调成糊状，敷于孩子肚脐，12小时后去除，如不愈可再敷药。

（5）针对腹胀的消食药有大山楂丸、小儿化食丸、小儿消积口服液、四磨汤口服液等，均可适量服用。

脾胃虚弱引起的厌食

另一类厌食是由脾胃虚弱引起的，一般病程都比较长，孩子一般会出现面色苍白、消瘦、食欲不振、气短、乏力、头晕等症状。

人体的胃肠系统就像一个搅拌机，只有在动力充足的情况下才能正常工作。针对胃肠动力不足的厌食，要加强脾胃的运化功能。

（1）如果孩子存在手脚冰凉、面色苍白的症状，是脾阳虚的表现，可常服桂圆莲子粥：取桂圆30g，莲子30g，粳米60g，莲子洗净，去芯，放入锅中，再加入桂圆、粳米和适量水，煮成粥服用。

（2）如果孩子存在消瘦、手足心热、口干但饮水不多、大便干的症状，这是脾阴虚的表现，可以多服麦冬沙参扁豆粥：取沙参、麦冬各10g，扁豆15g，粳米50g。将沙参、麦冬加水煮20分钟取汁，与粳米、扁豆共煮粥食用。

（3）脾胃虚弱的孩子可多捏脊，具体操作方法：孩子俯卧在床上或沙发上，让整个腰背袒露出来。父母站在孩子旁侧，用双手沿脊柱两侧，捏起脊背上的肉，一边捏，一边向前推进，由尾骶部的长强穴一直推进到颈项部的大椎穴，重复9遍即可。一般晨起空腹时操作效果最佳。

（4）另一种既实用又方便操作的方法是艾灸，尤其适合有虚寒症状的孩子，因为艾灸能透过燃烧生发出的气和热来扶补阳气，而脾中的阳气是助推脾运化功能的动力，所以对于健脾有很好的效果。一般常用穴位是中脘、足三里。

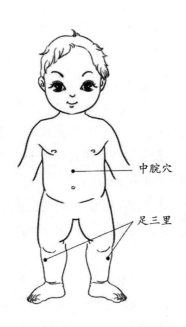

中脘穴

足三里

小儿呕吐，主要分三大类

呕吐是小儿比较常见的问题，尤其是婴幼儿经常发生吐奶等问题，当然婴幼儿呕吐大多是生理原因引起的。但当发现孩子呕吐频繁，并且伴有其他不适症状时，就需要引起家长重视了。

呕吐这件事本身是不好的，但是呕吐也并非全都是坏事。呕吐是人的本能反应，其他动物也一样。人们可以借助呕吐将吃进去的对人体有害的物质或难以消化的食物用这种方法给排泄出来，胃肠功能就能很快恢复正常，从而对身体起到一定的保护作用。

中医认为胃主降，人体发生呕吐是胃气上逆的表现，如《脾胃论》中说的："夫呕吐哕皆属于胃，胃者总司也。"然而，引起胃气上逆的原因有很多，需要仔细探究。

吃了不新鲜、难以消化或有毒的食物，身体会出于自我保护发生呕吐；外感风寒，机体忙于抵御病邪，消化能力下降也会引起呕吐；外感暑湿，身体的水液运化受阻，食物无法得到消化进而诱发呕吐；胃火旺盛，造成胃酸分泌过多，反酸引起呕吐；肝气犯胃，情绪激动或抑郁，引发胆汁反流刺激胃而呕吐……

虽然引起呕吐的原因多种多样，但从属性上分类，无非是寒、热、积三种。

寒呕需散寒

同热胀冷缩的原理一样，人体遇冷会引起消化道平滑肌痉挛，进而诱发呕吐，不管是外感风寒、过食生冷还是本身脾胃虚寒，统称为寒呕。一般症状表现为呕吐物清稀，完谷不化，胃脘寒冷，可伴随四肢寒冷、大便稀、面色苍白、舌淡苔白的特点。

（1）生姜5大片榨汁待用。红枣5枚煮水，开锅之后再煮约15分钟，等红枣水变温温的了，把刚才榨的生姜汁放进去，搅拌后就可以喝了。每次喝半碗，一天喝2~3次。如果孩子还伴有腹胀，可放陈皮5g，和红枣一起煮，效果非常好。

（2）点按内关穴有很好的降逆止呕的效果。让孩子伸臂仰掌，在腕横纹上2寸的两筋之间，就是内关穴了。注意中医讲的每一寸都是以中指中节为准的，这里更是要以孩子的指节为准，一般左右两侧各按5分钟。

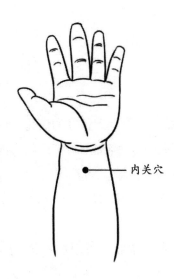

内关穴

（3）针对年龄较小的儿童，可以用穴位贴敷的方法：吴茱萸适量，研为细末，大葱1根捣烂，加吴茱萸粉，用醋或开水调成膏，贴于涌泉穴。

（4）因肠胃受凉导致孩子呕吐的，可用干净毛巾放入40~50℃的热水中，拧干毛巾至不滴水状态，直接热敷于孩子腹部，可起到很好的散寒止吐的作用。热敷需20分钟左右，等毛巾凉了就再次浸湿热敷，也可以用热水袋或暖宝贴替代，操作起来更方便。

热呕需清热

若人体内热积聚，消化道黏膜就容易充血，对外面的刺激更加敏感，也会引发呕吐。因胃热、中暑、伤寒伏热、湿热内蕴所致的呕吐，统称热呕。症见呕吐物酸腐味重，同时可伴烧心反酸，口唇颜色较红，口渴喜冷饮，心烦易怒，舌质红等特点。

（1）竹茹、芦根各5g，加水两碗，煮开之后约15分钟，晾凉后每次喝半碗。一天喝2~3次，就能止住呕吐。

（2）柠檬半个，切片后放入一杯温水中，让孩子频繁少量服用，有很好的止吐效果。

（3）年龄小的儿童，可取大黄、丁香、甘草各等份，共研细末，用白醋调成糊状，敷于肚脐。

（4）中成药有黄连清胃丸、香连丸。

积滞引起的呕吐

当食物积聚在胃肠，不能得到很好的消化，也会引起人体本能的呕吐反应。凡是积食、肝气犯胃、痰湿中阻都可归为饮食积聚的呕吐，症见呕吐物酸腐，脘腹胀满，嗳气厌食，舌苔厚腻。

（1）胀气明显的呕吐，可用白萝卜60g，干橘皮5g，生山楂2个，冰糖5g。加水煮20分钟，喝汤。

（2）摄食过量引起的呕吐，可用焦麦芽、焦山楂、焦神曲各5g，煮好之后当茶喝。

（3）情绪抑郁或激动引起的呕吐可以服用合欢花粥：干合欢花20g，粳米50g，红糖适量。加水煎煮成粥，分次服用。

（4）陈皮300g，茯苓450g，薏苡仁300g。将陈皮、茯苓、薏苡仁分别拣去杂质，洗净，晒干或烘干，共研成细粉，装瓶，防潮，备用。每日两次，每次取15g，用温开水送服，有化痰、化脂、降浊的功效。

小儿腹泻，可以用这些方法

腹泻，也就是常说的"拉肚子"，是儿科常见病，好发于6个月～3岁的婴幼儿，一年四季都可能发生，以夏秋为多。对于家长来说，小儿腹泻难免让人头痛，孩子一旦腹泻，很容易影响生长发育。临床中严重的小儿腹泻可能持续几十天，摄入的食物营养无法吸收，容易造成孩子消瘦。更为重要的是，腹泻的侵袭还容易引起小儿抵抗力低下，导致其他疾病乘虚而入。

中医认为，小儿脾胃薄弱，凡喂养不当，饥饱无度，饮食生冷或不洁，或外感风寒，过热或受凉，均可导致脾胃运化失调，从而引起腹泻。作为父母，要辨析小儿腹泻的类型，而不是一味地使用止泻药，有时候，强力止泻反而会加重病情。

肠道湿热引起的腹泻

第一类腹泻是湿热泄泻，症见泻下稀薄，水分较多，或如水注，每日数次或数十次，粪色深黄而臭，或见少许黏液，腹部时有疼痛，食欲不振，肛门灼热，伴湿热之象，小便黄，发热口渴，舌苔黄腻。

一般见于急性感染性肠胃炎，如诺如病毒感染、轮状病毒感染等，有的孩子吃了太多辛辣上火的食物出现腹泻也属此类。这类腹泻在治疗中不宜服用强力止泻药，容易把热邪留在体内，需予以清热利湿的治疗，同时此类腹泻容易脱水，需要及时给孩子补充水分。

（1）马齿苋粥：鲜马齿苋250g（或干品60g）。洗净，切碎，水煎10～20分钟，去渣，加入适量大米，煮成粥，频服。

（2）乌梅5个，加水500mL煎汤，酌加红糖，以之代茶饮，每日服数次。

（3）新鲜菠萝叶30g，加水500mL煎煮15分钟，分三次服用。

（4）自制补液米汤。具体做法：先煮沸一升的开水，然后倒入一碗米，再煮沸5～10分钟，直至水变为稀糊状。将煮好的米汤倒入容器内，加入一汤匙的糖和盐。待稀糊状液体变凉至室温时，米汤就制作好了。让孩子饮用，一方面补充了水和电解质，另一方面补充了能量，对脱水型腹泻康复效果尤佳。

（5）中成药有儿泻止颗粒、儿泻停颗粒、肠炎宁片、小儿泻速停颗粒、孩子泻痢片等。

寒湿停滞引起的腹泻

第二类腹泻叫寒湿腹泻。一般表现为大便每日数次或数十次，色较淡，可伴有少量黏液，无臭气，精神不振，不渴或渴不欲饮，手足寒冷，舌苔白腻，脉弱无力。

一旦孩子的胃肠系统受到寒湿侵袭，加上小儿脾胃虚弱，就不能正常运化水湿了，水湿就被滞留在体内，进而形成腹泻。现代医学也认为，人体受寒后肠道血管收缩，会导致肠道供血不足，免疫细胞活性和消化功能下降，致病菌群大大繁殖，肠壁通透性过高，结果引起腹泻。所以，针对寒湿腹泻，核心是散寒祛湿、温补脾胃。

（1）鲜姜适量切碎，于锅中炒热，用纱布包裹贴于肚脐3～5小时。

（2）白胡椒20g研粉，姜汁加热后调入白胡椒粉为糊状，敷于肚脐处，用胶布固定，每日1次。

（3）石榴皮有很好的涩肠止泻的作用，可以用石榴皮5～10g，煮水让孩子温服。

（4）可以用热水袋或加热的盐袋热敷脐周，腹泻顽固者可艾灸肚脐，每次20～30分钟，一日两次。

（5）夏季受凉引起的腹泻可以服用藿香正气口服液，长期慢性腹泻可以服用参苓白术颗粒。

消化不良引起的腹泻

吃进去的东西不消化也会引起腹泻，中医称伤食泻。病发时常腹痛肠鸣，泻后痛减，大便稀溏，夹有乳凝块或食物残渣，气味酸臭，伴有呕吐，不思饮食，夜卧不安，舌苔厚腻。

"饮食自倍，脾胃乃伤。"吃太多食物对成人脾胃伤害都很大，更何况是脏腑娇嫩的小孩子。小儿脾胃功能发育还不够完善，若家长不懂得科学喂养，或饮食稍有改变，比如，孩子对添加的辅食不适应、短时间添加的辅食种类太多；或一次喂得太多、突然断奶；或饮食不当，如吃了不易消化的蛋白质食物或过多生冷寒凉的食物等，都会使小儿脾胃受到一定程度的损伤，进而影响脾胃运化水湿的能力，导致脾胃无法消化食物，没有消化完的食物一股脑儿涌入大肠，从而引发腹泻。

（1）山楂30g，山药30g，粳米100g，加适量的红糖煮粥食之。

（2）芝麻酱、蜂蜜各1勺，用热水冲服，对于伤食引起的小儿腹泻效果很好。

（3）焦米汤是我国民间广泛用于治疗伤食泻的方法。制作方法也较简单：先将大米放入锅中用文火炒至淡黄色，注意掌握火候（闻到焦米香即可），不宜过焦。然后用焦米煮粥给孩子喝。

（4）伤食泻可选用中成药有保和丸、大山楂丸、小儿消食片，也可适当服用益生菌如"妈咪爱"3～5天，针对消化不良引起的腹泻效果很好。

小儿便秘，通便须及时

便秘是老年人容易得的病，但如今越来越多的孩子也经常出现便秘的问题。小儿便秘的诊断首先看孩子大便的性质，即大便干还是软，其次看孩子排大便的感觉，即使孩子大便正常，但排大便时特别费劲，也可以称为便秘。

在生活中，家里的马桶堵了是最让人着急的事情，我们肯定会第一时间想办法通开。一个人便秘了，就好比马桶堵塞了，如果不能及时通开，也会造成整个身体内环境的改变。

便秘对孩子的危害很大，下道不通，就容易出现腹胀、呕吐、食欲不振等症状。另外，中医认为，肺与大肠相表里，肠道垃圾不能及时排出体外，会影响肺系的功能，表现在气道就是咳嗽，表现于鼻就是鼻出血，表现于皮肤则是湿疹等，所以不要以为便秘只是大便困难，更多的则是由此引发的一系列问题。

一般而言，便秘分为功能性和器质性两类。器质性便秘指直肠畸型、肠梗阻、肠道叠等，比较少见，如果便秘伴随腹痛、便血等现象，则需要去医院排查是否有器质性改变。事实上，绝大部分便秘都是功能性便秘，也就是功能状态的改变，是我们要探讨的主要话题。

不良习惯引起的便秘

孩子便秘时，很多家长的第一想法是看医生，殊不知，孩子便秘或多或少都和不良生活习惯有关，所以，通过改正不良的习惯就可以调治好孩子的便秘。一般而言，包括以下几种情况：

（1）不良的饮食习惯：有的孩子饮水太少，而水能促进新陈代谢，还可以冲刷肠胃，使粪便柔软和膨胀，加速粪便排出。如果孩子平时喝水过少，尤其是天热的时候出汗多，身体为了正常运转也会让大肠自动从粪便中回收水分，导致大便干燥、排便困难。还有的孩子吃蔬菜、水果少，没有摄入足够的粗纤维，也不利于大便的排出。

（2）没有养成定时排便的习惯：有的家长对孩子过于溺爱，未养成规律的生活习惯，如晚上不睡觉，白天贪睡，也容易引起便秘。另外，如果没有养成孩子定时排便的习惯，尤其是早上起床后不排便，也很容易引发便秘的情况。还有的孩子边玩边排便，注意力不集中，长期下来也会形成便秘。

（3）不良的运动习惯：运动量缺乏的孩子大肠蠕动也慢，特别是缺乏晨起的运动；有的孩子运动量过大，出汗耗散水分太多又没有得到及时补充，也会形成便秘。

（4）心理因素引起的便秘：情绪紧张、忧郁焦虑、注意力高度集中于某件事，或受到精神上的强烈刺激、惊恐等，也会使便意消失，形成习惯性便秘。有的孩子上了幼儿园就开始便秘，就是因为对环境不熟悉，情绪紧张引起的。

由上可知，良好的饮食结构、规律的排便习惯、适量的运动、放松的心态都是调治便秘的重要因素，需要家长们日常加以耐心引导。

胃肠积热引起的便秘

改正不良习惯后，如孩子仍然存在便秘的问题，就需要根据具体情况进行具体分析了。如果孩子的大便特别干硬，颜色偏黑，臭味特别重，同时伴随口臭、脾气暴躁、鼻出血、手足心热、舌质红等表现，这是胃肠积热。《诸病源候论》中说"小儿便不通者，脏腑有热，乘于大肠故也"，指出大肠有热是便秘发病的主要原因。内热重的孩子肠道往往缺水，大便会干结，传送就困难。

（1）取新鲜菠菜250g煮熟，加盐调味，麻油少许拌食，通便效果好。

（2）绿豆、薏仁各50g洗净，放入锅内，加适量水，用文火炖至熟，焖数分钟即可饮用。

（3）若孩子大便干硬粗，可以给孩子服用一小勺山茶油，有很好的清热通便作用，一般1小时左右就能顺利排便。

（4）也可采用顺时针摩腹、揉龟尾、下推七节骨的方法给孩子通便。

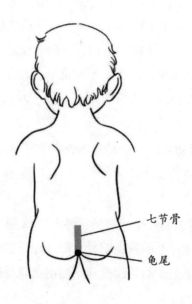

七节骨

龟尾

（5）肚脐贴敷：取大黄、芒硝粉等量，用白醋调成糊状，敷于肚脐或涌泉穴6~8小时。

（6）孩子大便干硬难以排出，当有便意时可用开塞露塞入孩子肛门，作为临时解急的方式，注意不可久用，容易形成依赖。

（7）可选用的中成药有麻仁润肠丸。

气血亏虚引起的便秘

气血亏虚引起的便秘以排便无力为特点，是人体自身动力的问题。有些家长会奇怪，自己的孩子大便质地还行，但是排便时间特别长，有些甚至排完大便头上的汗都出来了，或者气喘吁吁的，同时还可能伴有面色苍白或萎黄、乏力气短等表现，这就跟孩子体内的气血不足有关。一般多见于先天不足或病后康复期的儿童，这类儿童当以益气补血润肠为调养的中心。

（1）如伴有面色苍白、手足寒冷的表现，可以用芝麻、大米各90g，红枣30g，当归10g，白糖适量。将前3味浸水后磨成糊状备用，当归水煎取汁，调入药糊、白糖，煮熟服食，每日1剂，连续5天。

（2）黑木耳（干）10g，红枣50g，白糖适量。黑木耳泡发洗净后，和红枣加适量的水煮熟，调入白糖即可。

（3）韭菜根、叶捣汁1杯，煮开服用。

（4）红薯200g，粳米100g，用适量水熬成稠粥，早晚温热服。

（5）取补中益气丸1粒碾碎，将药粉放入孩子的肚脐（神阙穴）中，用纱布和胶带固定，每次贴敷6～10小时，可在孩子睡着后贴敷，坚持1～2周，有很好的补中益气通便的作用。

（6）中成药有小儿秘通口服液、补中益气丸。

气滞不通引起的便秘

气滞不通引起的便秘以腹胀为特点，主要是道路不通。小儿饮食过量或生气后肝气郁结容易造成大便传导失常，表现出腹胀，排气多，便量也多，常常伴有不消化食物。一般多见于食积或情绪抑郁引起的便秘，当以顺气通便为调养的中心。

（1）炒莱菔子（萝卜籽）15g，粳米100g，冰糖适量。先用水煎煮莱菔子，去渣留汁。再入粳米煮粥，粥将熟时加冰糖适量，稍煎待冰糖融化即可服用。

（2）将大葱与豆豉捣碎拌成药饼，贴于肚脐，再用热水袋热敷于葱饼上，每日1次，每次1～2小时。

（3）取木香顺气丸1粒碾碎，将药粉放入孩子的肚脐，用纱布和胶带固定，每次贴敷6～10小时，可在孩子睡着后贴敷，坚持1～2周，有很好的顺气通便的作用。

（4）摩腹10～15分钟，捏脊6～9遍，点揉上巨虚穴3～5分钟。

（5）中成药可用四磨汤口服液、木香顺气丸、枳实导滞丸。

孩子腹痛，试试这些招

腹痛是小儿常见病，大一点的孩子会跟家长说"肚肚痛"，而小婴儿却只是表现出突然烦躁不安或阵发性哭闹，过一会儿哭声又停止，照玩不误，经常让家长们一头雾水，摸不着头脑。有时一天好几次，有时间隔一段时间又反复。到底是怎么回事呢？是否需要看医生？其实，这可能是腹痛引起的。腹痛是多种疾病的一个常见症状，而不是一种独立的疾病。

小儿脾胃功能非常娇嫩，消化功能较弱，稍有不慎就会损伤脾胃。如给新生儿、婴儿更换尿布时间过长，使其腹部受凉或孩子不知寒暖，赤脚在地板上玩耍，衣着过少感受寒凉或夜间踢被导致肚腹着凉等，都可引起腹痛。还有的孩子不知饥饱，不能节制乳食引起腹泻或过食生冷食物，食入被污染的食物，也是引起腹痛的常见因素。另外，因蛔虫或粪块的堆积使胃肠功能失调，或肠管扭转、套叠等使腹气不通，不通则痛。

腹痛的表现多种多样，有轻有重，有急有缓，当孩子哭闹说腹痛时父母一定不要慌张，要仔细观察孩子的表现和腹部症状。对于较大的孩子父母要认真聆听，了解发生疼痛的部位，仔细观察孩子的表情和体位。可以让孩子躺在一个比较舒适的地方，双腿屈曲，放松腹部，父母用右手从下到上轻轻地触摸，反复几次。当触及某个部位孩子哭闹或疼痛明显，就可以确定疼痛的部位。根据腹痛的部位和有无腹部胀气、呕吐等情况，可以初步判断孩子腹痛发生的原因。

如果孩子腹痛的部位较固定，并且疼痛难忍、屈膝缩腹、面色苍白、出汗，或伴呕吐频繁、大便有血，或在右上腹肋缘下摸到腊肠样肿块，说明病情复杂，可能有肠梗阻、肠套叠或腹部急性炎症存在，延误治疗会危及生命。家长切不能掉以轻心，应立即带孩子到正规医院进行诊断和治疗。

对于功能性腹痛，从中医角度看主要分为寒、热、积三类，家长可以按照不同类型选择相应的处理方法。

寒性腹痛怕冷喜温

我们都知道热胀冷缩的道理，人的身体里也有这个规律。如果身体能量不足，吹风受凉或吃了凉的东西之后，胃肠会出现挛缩，就会引发腹痛。由受寒引起的腹痛，一般腹痛绵绵，时轻时重，如果用温暖的手或热水袋敷疼痛点，人会觉得舒服，这种腹痛常反复发作，持续很多天。寒性腹痛的孩子常伴面色苍白、神疲倦怠、食欲不振、大便不成形等症状，舌质和舌苔一般都比较白。如《素问·举痛论》所说："寒气客于肠胃之间，膜原之下，血不得散，小络急引故痛。"寒气收引，造成气血凝聚，平滑肌收缩就会引发疼痛。

若孩子的腹痛属于寒性腹痛，就要用温和的调养方式，具体有以下方法：

（1）干姜和陈皮各10g，红糖或麦芽糖1汤匙，加水3碗，煮20分钟后温服。

（2）嘱咐孩子卧床平躺，用热水袋或加热的粗盐袋敷腹部疼痛处，一般敷20分钟左右，可以配合喝温水。

（3）也可以通过泡脚的方式来散寒，取苏子叶、艾叶各30g，生姜20g煎煮15分钟后，兑适量凉水，泡脚20分钟。

（4）腹痛症状较重的儿童，父母可用温热的手给孩子做顺时针方向的摩腹10分钟，也可以在肚脐上拔罐、闪罐5分钟，都有很好的缓解效果。

（5）针对病程超过一周的寒性腹痛，可以用艾灸的方式，灸肚脐和足三里穴各10分钟，每日晨起一次，效果尤佳。

（6）肚脐贴敷效果也很好，可以用丁桂儿脐贴；或者将生姜、花椒捣碎，加生姜汁调成糊状，用纱布固定敷于肚脐2～4小时。

（7）前面的方法效果不明显时，可选用中成药启脾丸、小儿健脾丸。

热性腹痛面红、手心热

如果孩子腹痛时摸着肚子很硬，按压时疼痛加重，面色红，手心热，同时可伴口干口渴、小便黄、大便干、舌红苔黄腻等表现，基本可以判断是热性腹痛了。生活中我们都有这样的体验，平常摸自己的皮肤不会感到疼痛，但若不小心被热水烫了一下，皮肤红了再去摸，往往就有疼痛的感觉。热性腹痛也是这个道理。孩子吃太多高热量食物，导致内热积聚，会表现出肠黏膜的充血，这就好比被热水烫过的皮肤，再加上胃酸、食物等的刺激，就会发生疼痛。

解决热性腹痛就要清热，这和寒性腹痛是完全相反的，父母应该仔细分辨。

（1）绿豆50g，赤小豆50g，薏苡仁100g，白糖适量。先将绿豆、赤小豆、薏苡仁浸泡半日，同煮成粥，加白糖少许调服。

（2）麦门冬、天门冬各10g，捣碎，与粳米50g，冰糖适量，加水500mL，煎煮至米烂即成。针对热性腹痛伴口渴的孩子尤为适用。

（3）在孩子背部脾俞、胃俞穴处行刮痧治疗，隔日刮一次，疗效明显。

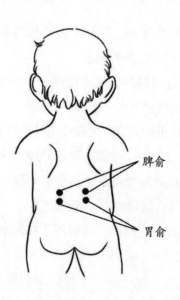

脾俞

胃俞

（4）热性腹痛可选用的中成药有肠炎宁片（糖浆）、香连丸。

积滞腹痛腹胀、爱生气

第三类腹痛是由积滞引起的，是以不通为主要特征的腹痛，一般包括积食和气滞两种。积滞腹痛往往有腹胀的情况，按压疼痛明显。积食时伴口气酸臭，不思饮食，大便秽臭黏腻，舌苔厚腻等表现。气滞时伴情绪抑郁或紧张，喜叹气，疼痛多由情绪诱发。正常情况下，肝的疏泄功能可以促进脾胃的运化，脾胃的运化功能又有助于肝的疏泄，两者相互依赖，相互协调。当孩子情绪抑郁或紧张，就会出现肝气犯胃的情况，引起胃脘疼痛。

对于积滞腹痛，需要采取顺气止痛的调养方式，具体操作如下：

（1）白萝卜500g，蜂蜜150g。白萝卜切丁，放于沸水中煮熟捞出，晾晒半日，再放锅内加蜂蜜用小火煮沸，调匀，冷却后装瓶，每日服3汤匙。适于胃部胀痛、嗳气、反酸的孩子食用。

（2）砂仁2g，木香1克，适量的白糖和藕粉，将砂仁和木香在砂锅内炒干并研成面，与藕粉和白糖一起放入碗中，冲入开水，每日服用两次，可以缓解疼痛。

（3）佛手5g，代代花5g，佛手用清水洗净，切碎后烘干备用，同代代花一起放入保温杯内，用沸水冲泡，焖10分钟后即可饮用。

（4）积食引起的腹痛可通过摩腹、捏脊的方法消食化积；因情绪诱发的腹痛多有肝气郁滞，可通过点按太冲穴（在脚背上从大脚趾和第二个脚趾结合的地方往上寻找，到两个骨头连接的最末端即是）来缓解疼痛，双侧点按5分钟。

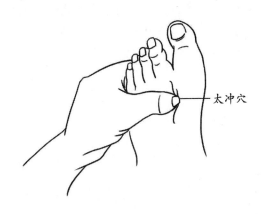

太冲穴

（5）因肠道寄生虫引起的腹痛称虫积腹痛，可以服用南瓜子粥：南瓜子30g，大米100g，白糖适量，将南瓜子择净，捣碎，放入锅中，加清水适量，浸泡5~10分钟，水煎沸后，加入大米煮粥，待粥熟下白糖，再煮一二沸即成。

（6）积食腹痛可用小儿消积口服液、小儿七星茶、枳实导滞丸等，气滞腹痛可用气滞胃痛颗粒、木香顺气丸、香砂养胃颗粒等，虫积腹痛可用肥儿疳积颗粒、肥儿丸或复方鹧鸪菜散等。

孩子营养不良，父母怎么办

人们的消费水平随着科技与经济的进步逐年增长，只要家庭经济能承担，就没有买不到的东西。可孩子的身体素质却没有加强，仍然存在着营养不良。

中医将孩子的消瘦、营养不良称为疳症。"疳"字的含义，有两种解释。一说"疳者甘也"，指孩子吃了过多肥甘生冷，"饮食自倍，脾胃乃伤"，饮食失调，脾胃受损，就不能正常吸收食物中的营养，日久形成疳证；另一说"疳者干也"，指由于脾胃气虚、津液干涸，以致形体消瘦而干枯。本病起病缓慢，病程缠绵，可影响孩子生长发育，曾被古人列为儿科四大难治疾病之一。

造成疳症的原因是多样的，喂养不当和脾胃虚弱是主要原因，喂养不当主要有"太过"和"不及"。"太过"是指没有养成良好的饮食习惯，饥饱无规律，过分食用肥腻的食物，过多吃冷食，导致食积内停，形成疳症。"不及"指母乳喂养不足，人工喂养又调配不当，如牛奶或奶粉浓度太低，或以谷物（米粉、麦乳精）为主食，从而因长期蛋白质和脂肪不足而引发营养不良。因此对于家长来说，孩子的喂养一定要重视，如果不能把孩子保养好，出现了营养不良的问题，对于身体的伤害就大了。

脾胃阴虚的疳证

脾胃虚弱也分不同类型，第一类是脾胃阴虚，指消化液不足，不能正常运化营养物质，造成濡养失职，身体得不到足够的营养，导致气血不足，出现营养不良的现象。

脾胃阴虚的孩子食欲尚可，但不爱吃主食，喜欢吃肉及甜食，饭量小，**精神容易亢奋，好动，口唇颜色较红**，可伴有面黄肌瘦、头发稀疏、烦躁口渴、手足心热、失眠多梦、潮热盗汗、大便干结、小便黄、舌红少苔等表现。

针对脾胃阴虚的孩子，可以按以下方式调养：

（1）少吃容易上火的食物，如高糖、油炸食品。保持充足的睡眠，运动量不宜太大，特别是晚上不要运动，容易耗伤阴液。

（2）山药和百合都有很好的滋补脾阴的作用，可以用鲜山药150g，百合50g，粳米200g，煮粥长期服用。

（3）针对脾阴虚兼乏力气短的孩子，可以用黄精、党参各10g，山药30g，猪肚一个，共炖汤服用，疗效显著。

（4）怀山药、莲子肉、薏苡仁各9g，麦冬、沙参、生地各6g，冰糖一块。把上述食材放入锅里，加入四杯水，用大火煎煮，开锅后改小火煎半个小时，大约剩下两杯左右的药汁后滤出，放入一块冰糖，放凉服用。

（5）苋菜、生姜、葱各15g搅成泥状，加入鸭蛋清搅拌均匀，孩子临睡前外敷于足底，用纱布或袜子固定，持续敷6～8小时，次日清晨取下，连用7天。

（6）脾阴虚的孩子可以多摩腹或揉腹，少捏脊，也可以多按摩下肢内侧的肝、脾、肾三经，并对三阴交、地机、阴陵泉穴每日点按5分钟，都有很好的滋阴健脾效果。

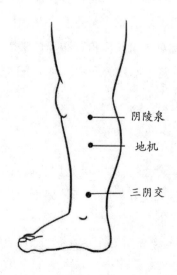

阴陵泉

地机

三阴交

脾胃阳虚的疳证

第二类是脾胃阳虚，即动力不足。综合表现为厌食、挑食，形体枯瘦，伴有精神萎靡、少气懒言、动则汗出、四肢寒冷、大便稀、舌苔白腻等特点。和脾胃阴虚不同，脾胃阳虚的孩子呈一派寒象，就像一辆动力不足的汽车。

脾胃阳虚的孩子往往是抗生素用多了，或者是苦寒的中药吃多了，再一个原因就是受了寒，阳气不足，如经常吃冷饮、吹空调等，导致孩子的脾胃受伤。这种孩子常阳气不足，才会有"冷"的症状。如下眼袋大，但是不发红，颜色是淡的；嘴唇的颜色不是鲜红的，而是正常或者发白。这种孩子往往更容易怕冷，白天一动就出汗，精神状态萎靡，因为正气不足。

（1）脾胃阳虚的孩子要注意少吃寒凉、生冷食物，少吹空调，要多晒太阳，适当加大运动量，以激发阳气。

（2）桂圆30g，莲子肉30g，粳米60g。莲子洗净，剖开去芯，放入锅中，再加入桂圆、粳米和适量水，煮成粥服用。

（3）八珍糕是清代宫廷有名的健脾阳的方子，一般针对4岁以上儿童使用：太子参、白术、炒白扁豆、芡实各3g，茯苓、怀山药、莲子肉、薏苡仁各9g。全部配料一份加水，小火煮40分钟以上，煮开后稍微放入一点白糖。一天两次，每次一小杯，吃一周即可。

（4）脾胃阳虚的孩子要多捏脊，特别是每日晨起可以捏6～9遍。也可以多点按大椎、百会穴，或用手搓孩子腰部正中的命门穴，也有很好的效果。

（5）艾灸疗法的温阳效果最好，一般选择中脘、足三里穴进行艾灸，每天晨起一次，每穴5分钟。也可以用粗盐袋加热后热敷代替艾灸，一般敷肚脐周围及后背脾俞、胃俞穴。

（6）调理孩子脾阳不足的中成药有小儿参术健脾丸、儿康宁糖浆、启脾丸、小儿扶脾颗粒、补中益气丸等。

小儿遗尿，可以试试这些方法

小儿遗尿，对于很多家长来说都是一件很正常的事情，因为小儿神经系统发育还不健全，对尿意的反应能力和控制能力有限，所以很容易尿床。随着各器官发育的逐渐成熟，尿床问题一般都会慢慢消失。但若超过5岁的孩子，还经常尿床，家长则需提高警惕，这可能是疾病的信号。

遗尿的发病原因也是多元的。首先要看孩子是否存在习惯或心理因素。2~3岁是训练小儿自主排尿的关键时期，有的父母为了方便，一直给孩子穿纸尿裤，以致在孩子的概念里，小便是不需要他自主控制的，长此以往，就形成了遗尿的习惯，这在临床中很常见，不属于疾病。其他心理因素导致的尿床，比如害怕尿床后父母的责骂、睡眠时害怕自己上厕所等，也是需要考虑的。习惯和心理因素需要从生活中去调整，比如训练孩子自主控制排尿、定时叫醒、实施奖励等，一般都能调整过来。

排除了习惯和心理方面的原因，再分析孩子身体的原因。从中医角度看，肾主水，与膀胱相表里，排尿异常通常和肾气不足有直接关系。如因先天不足或素体虚弱导致肾气不足，而夜间阳气又不足，膀胱不能自主控制尿液，就会发生睡中遗尿，甚则一夜几次，常伴面色白、神疲乏力、四肢寒冷、小便频数，舌淡苔白。

（1）猪膀胱一个，牛肉250g，黑豆50g。把牛肉、黑豆放到猪膀胱内，清炖后食用，一周吃一次。此方是民间验方，效果很好。

（2）莲子50g，益智仁、芡实各15g，加小米煮粥服用。此食疗方有固精缩尿的作用，可常吃。

（3）黑胡椒粉适量，伤湿止疼膏1张。每夜睡觉前将适量的黑胡椒粉放置在孩子肚脐窝中，以填满肚脐窝为度，再用伤湿止疼膏覆盖，并将其周围压紧，以免夜间活动将药粉漏掉（用纱布、胶带固定也可以）。贴敷

7～9小时，7次为一个疗程。

（4）生姜50g，捣烂成泥，浸泡在100mL白酒中（度数高者为佳）。3天后，取白酒擦拭孩子肚脐正下方，摩擦至皮肤微红。连用7天可见效果。

（5）五倍子、五味子、吴茱萸各30g，共研末。每次取5～10g用醋调糊敷肛脐。每晚1次，连用3～5天。

（6）艾灸关元：关元穴位于脐下3寸，家长手持点燃的艾条，距离关元穴2～3cm处悬灸，或使用艾灸杯施灸，使局部感觉温热，每次15～20分钟，灸至皮肤微红即止。每日一次（晨起效果最佳），连灸7天。

（7）遗尿还可采取耳穴治疗，效果很好。可选肾、膀胱、神门、脾、皮质下，先用75%酒精消毒耳廓，以探棒寻找阳性反应点，然后将带有王不留行籽的胶布贴于阳性反应点处，用手指按压，使耳廓有发热和胀感。每日按压5次，每次5分钟，1周换贴1次，两耳交替。

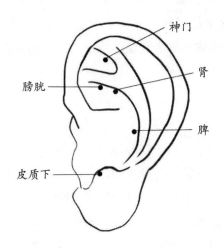

（8）使用中成药需先分清肾阴虚和肾阳虚。如孩子平时手脚凉，面色苍白是肾阳虚，可用缩泉丸、桑螵蛸散，服用2周为一个疗程；如孩子消瘦，手足心热，半夜盗汗，这是肾阴虚，可服用六味地黄丸，连服一个月。

小儿性早熟，怎样调理

　　孩子都是父母的心头肉，平常出现一点小小的问题，都会让父母特别得担心，更别说是和发育有关的。最近几年，关于儿童"性早熟"的话题不断地出现在人们的视野中，提前发育，成了一个社会现象。

　　现代医学认为，女孩在8岁前第二性征发育或10岁前月经来潮，男孩在10岁前开始性发育，就可诊断为小儿性早熟。由于现代儿童营养摄入充分，光照时间增多，加上过多服用蜂王浆、花粉、初乳素等含有激素的滋补品，食用家禽的饲料里又掺杂激素生长物，与性有关的节目充斥生活……以上种种因素均导致大脑性腺分泌系统提前启动，从而出现性早熟的现象。

　　性早熟会对孩子造成很多不利影响。首先，孩子发育成熟过早，骨骼的生长时期就会缩短，骨骺线会过早闭合，一旦骨骺线闭合，孩子就不能再长高了；其次，虽然孩子性发育开始成熟，但其实际年龄却与心理成熟程度不合拍，很容易造成心理障碍，不仅会影响读书学习，也会给生活带来诸多不便；最后，早熟往往也会早衰，特别是女孩，一生中排卵数是相对固定的，提前排卵，以后就会卵巢早衰。

　　根据中医理论，儿童属稚阴稚阳之体，容易出现阴阳失衡状态。《素问·上古天真论》中说"女子七岁，肾气盛，齿更发长。二七而天癸至，任脉通，太冲脉盛，月事以时下……"说明人体生长、发育的生理现象与肾的精气充盈密切相关。肾阴尚未充盛的儿童，肾气过早充盈，气旺化火，肾阴又相对不足，无力制约，于是出现相火偏亢，导致性早熟。另外，平日过食油炸煎物或辛热药食，热助肝旺，冲任郁热而致经血提前初潮。

性早熟的防治首先要从日常生活中去调整。第一，要管住孩子的嘴，注意餐桌上的健康，少吃反季节的水果和蔬菜，不吃含激素多的食品和保健品，如鸡肉、蜂王浆、乳鸽、初乳素等；第二，引导孩子早睡觉，减少光照时间，这一点非常重要；第三，尽量少让孩子接触含激素的化妆品，少接触有色情刺激的影视和书籍。

中医主要围绕滋阴降火来调治性早熟，会有效减缓性早熟的进程。

（1）麦冬10g，竹叶5g，莲子20g，粳米100g，白糖适量。先用麦冬、竹叶煎煮取汁，加入莲子、粳米和适量水煮成粥，再加适量白糖调味，经常服用能滋阴清热。

（2）准备核桃粉200～400g，芝麻粉250～350g，白糖350～500g。每次取适量，加开水调成糊状，可不拘时食用。

（3）覆盆子、麦冬、桑葚各5g，水煮10分钟后代茶饮用。

（4）耳穴治疗取交感、内分泌、肾、肝、神门、脾，先用75%酒精消毒耳廓，以探棒寻找阳性反应点，然后将带有王不留行籽的胶布贴于阳性反应点处，手指按压，使耳廓有发热和胀感。每日按压5次，每次5分钟，1周换贴1次，两耳交替。

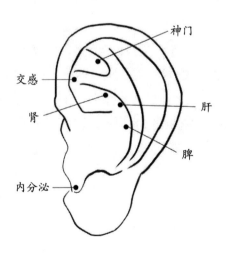

（5）针对性早熟可以使用的中成药有知柏地黄丸、六味地黄丸。

小儿生长痛，如何缓解

有一些孩子半夜经常喊腿疼，严重影响孩子的睡眠，大多数情况下都是生长痛惹的祸。虽然生长痛随着年龄增长基本都能自愈，但是严重情况下会非常影响孩子的生活质量，这就需要家长及时干预了。

生长痛是指儿童的膝关节周围或小腿前侧疼痛，这些部位无任何外伤史，活动也正常，局部组织无红肿、压痛。经过检查，在排除其他疾病的可能性后，可确定为生长痛。生长痛大多是因儿童活动量相对较大，长骨生长较快，与局部肌肉和筋腱的生长发育不协调而导致的生理性疼痛。

生长痛最大的特点就是几乎都在晚上发生，白天由于孩子的活动量比较大，就算感到不舒服，也可能因为专注于其他事情而不易察觉，等到夜里身心都已放松下来，准备要好好休息时，"疼痛"的症状就会让孩子感到特别不舒服，甚至难以忍受。

中医认为，脾主肌肉。孩子生长旺盛，但脾的运化能力较弱，肌肉的力量不足，特别是当孩子运动量大时，气血不能及时充养肌肉，就会发生痉挛。通过温阳活血、通经活络的方法，可较快缓解疼痛症状。

（1）鸡血藤、首乌藤各10g加水煎两次（每次半小时），二液合并，文火浓缩后加入等量蜂蜜，煮沸即成。每次20mL，每日2～3次，温开水冲服。

（2）鸡血藤10g，鸡蛋1个，白糖适量。鸡血藤用布包，同鸡蛋加清水煮熟后，去蛋壳再煮片刻，白糖调味，食蛋饮汤。

（3）木瓜粉3g，大米50g，姜汁、蜂蜜各适量，煮粥服用。

（4）山药250g，猪蹄筋（其他动物蹄筋也可以）100g，调料适量。将猪蹄筋泡软、洗净、切段，加清水适量煮沸，调入山药及调料，文火炖熟服食。

（5）用热毛巾对孩子的疼痛部位进行按摩或热敷，可缓和孩子的紧张情绪，从而缓解疼痛带来的不适感觉。按摩时一定要注意揉捏的力度，可重点点按阳陵泉穴。

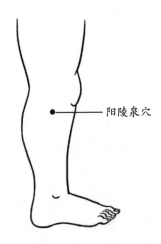

——阳陵泉穴

（6）睡前泡脚可以有效缓解孩子的生长痛。取伸筋草、透骨草、艾叶各15g，加水煮15分钟，适当放凉后泡脚20分钟。

（7）治疗生长痛效果最好的中成药是龙牡壮骨颗粒，可连续服用1～3周。

小儿心肌炎，需要怎样护理

有一些孩子感冒后，除了有发热、咳嗽、流涕等症状，还伴有胸闷、心慌等现象。当家长发现孩子出现叹气样呼吸、精神萎靡、乏力气短的症状，带孩子去医院一检查，诊断为心肌炎！很多父母一听到孩子心脏有问题，慌张不已，不知所措。

其实，小儿心肌炎可轻可重，严重的可能危及生命，但绝大部分的心肌炎都能完全康复，父母不用太过紧张。当孩子发烧时，心脏的负担是比较重的，就好比一辆车的发动机，当车超速行驶时，发动机可能会被烧红起火。心肌炎直观点的理解其实就是心脏肌肉的充血、肿胀，要看充血、肿胀的程度，西医的心肌酶、心电图指标就是判断的标准。当孩子确诊为心肌炎后，西医的治疗很重要，但后期恢复就要靠中医和日常生活调养了。

小儿心肌炎首先要注意休息，急性期要卧床休息，规律睡眠，避免剧烈活动和哭闹，保持室内空气新鲜。可以给孩子多吃新鲜蔬菜和水果、清淡易消化饮食，避免吃辛辣、油腻的食物。孩子得了心肌炎的半年内，心肌功能尚没有得到完全恢复，如果再出现高烧就容易复发，所以应尽量避免感冒，发热较高要及时用退烧药。

中医主要是采用滋养心肺的方法来帮助孩子康复。

（1）如孩子处于心肌炎急性期（发病一周以内），可用灯心草9g，竹叶6g，加水适量煎煮，滤汁代茶饮，或沸水沏泡代茶饮。此方可以清心火、利湿热、除烦安神。

（2）针对心肌炎恢复期乏力气短、面色苍白的孩子，可用党参10g，大枣5枚，桂圆、干姜各6g，大米50g，牛奶及红糖适量。前四味水煎取汁，同大米煮为稀粥，待熟时调入牛奶、红糖，再煮沸即成。每日2剂，7天为1个疗程。

（3）太子参3g，肉桂5g，玉竹、山楂各12g，黄精10g，炒酸枣仁15g，炙甘草6g，共加水浸泡，入砂锅煎煮后倒入饮茶容器中；或将诸药置于饮茶容器中以沸水沏泡，代茶频饮。

（4）针对手心热、失眠盗汗的孩子，取鲜玉竹15g，羊心1个，调料适量。将羊心洗净、切片，加水与玉竹同炖至羊心熟后，加食盐调味服食。

（5）家庭按摩有利于小儿心肌炎的恢复。让孩子俯卧，家长以拇指按揉孩子心俞穴并直推至膈俞穴，反复操作1～3分钟，再以拇指点揉至阳穴1分钟。

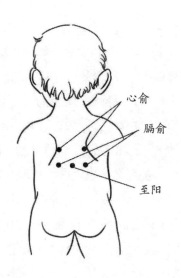

小儿多动症，如何让孩子静下来

虽然活泼好动是孩子的天性，但有的孩子好动却是小儿多动症的表现。孩子得了多动症不仅影响日常的生活学习，更是对孩子今后的成长性格产生莫大的影响。因此，对于多动症，及时治疗是关键。

孩子多动，不一定就是多动症，需要综合评判。多动症孩子的智力正常或基本正常，其行为有以下特点：第一，活动过度，经常在需要安静的场合过分跑跳、攀爬，不听劝阻，显得精力过度旺盛。上课时小动作多，甚至擅自离开教室。话多，喧闹、插嘴、影响课堂纪律。第二，注意力集中困难，很容易受到外界干扰而分散注意力。第三，任性冲动，情绪不稳，自我控制能力差，在冲动时打闹不休，甚至会出现攻击性行为。第四，学习困难，成绩时好时坏，学习成绩随着升入高年级而逐渐下降，考试时出现不应出现的"低级错误"。但这并非由于智力低下引起，而是与注意力不集中、多动有关。

当孩子被诊断为多动症时，父母的耐心引导非常重要，不能对孩子过高要求，可适当降低一些标准，更不要呵斥孩子，要培养孩子的自尊心和自信心；另外，要加大孩子的运动量，把孩子富余的能量通过运动来释放；同时，要锻炼孩子集中注意力，可以通过看书、听故事，逐渐让孩子的注意力集中时间延长；最后，还要保证充足的睡眠，培养有规律的生活习惯。

从中医角度看，多动症大体分为两类：第一类是性格冲动型，即容易烦躁愤怒，是心火旺盛的表现；第二类是性格平稳型，相对不爱烦躁易怒，只是多动，这是心神不足的表现。

性格冲动型：心火旺盛

性格冲动型多动症儿童常表现为多动不宁，烦躁易怒，缺乏耐心，容易出现口腔溃疡，口渴多饮，失眠多梦，大便干，小便黄，舌红少苔或苔黄腻。这是心火旺的表现，在调理上应以清心安神为主。

（1）淡竹叶10g煎水，加入粳米100g，煮粥服用。

（2）莲子50g，酸枣仁10g，粳米150g。用纱布包酸枣仁，同粳米、莲子煮粥至熟，去酸枣仁，加冰糖适量，分3次服。

（3）耳穴压豆方法可辅助治疗此病，有较好的疗效。取穴：心、神门、交感、脑干、皮质下、肝。将王不留行籽置于胶布中央，贴在耳穴上，一周两次，左右交替。按压刺激每日不少于3次，每次按压半分钟至一分钟。

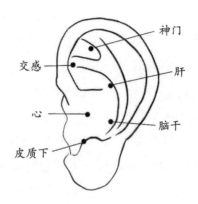

（4）食指及中指指端螺纹面为孩子肝经、心经所在，父母一手拇指置于孩子掌心中央，其余四指握住孩子手腕，另一手以食指、中指、无名指固定于孩子心经或肝经，行离心为泻的手法；涌泉位于足掌前1/3与中1/3交界处，即卷足时足部前方凹陷处，按摩此穴可引火归原，滋阴除烦，擦涌泉对心火旺所致多动症具有显著疗效。

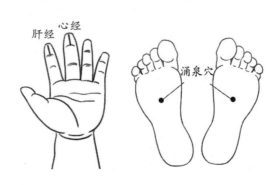

性格平稳型：心脾两虚

心脾两虚的多动症儿童一般不急躁易怒，常表现为神思涣散，注意力不集中，活动过多，动作行为杂乱无目的性，气短，神疲乏力，常自汗出，记忆力差，纳食不佳，面色少华，舌质淡红，苔薄白。

（1）桂圆肉15g，山药30g，大米100g。将大米洗净，与山药、桂圆肉一起入锅，加水炖煮成粥食用。

（2）百合、莲子各20g，红枣10g，冰糖适量。把百合和莲子洗净提前浸泡，红枣洗净去核，一起放进砂锅，加入水和冰糖炖一个小时就可以吃了。

（3）浮小麦60g，甘草3g，大枣10枚，核桃肉30g，猪心1个，一起放入锅内，加清水煮汤，调味后，饮汤吃肉。

（4）小麦、决明子各40g，艾叶、石菖蒲、当归、川芎、钩藤、白芍各20g，加水煎煮20分钟，可用于药浴或泡脚。

（5）耳穴压豆方法可辅助治疗此病，有较好的疗效。取穴：心、神门、交感、脑干、皮质下、脾。将王不留行籽置于胶布中央，贴在耳穴上，一周两次，左右交替。按压刺激每日不少于3次，每次按压半分钟至一分钟。

孩子失眠，可以试试这些助眠方法

经常有父母跟我反映，孩子每天晚上翻来覆去，有的入睡困难，有的睡到半夜醒，还有的做梦多或磨牙严重，这些问题不仅影响孩子的生长发育，对于父母来说也很痛苦。孩子睡不好，大人也跟着一起失眠。

睡眠是人生命中的一个重要生理过程，人的一生中有三分之一的时间都在睡眠中度过。对于儿童来说，高质量睡眠有助于儿童的智力发育，与儿童的认知功能、学习和注意力密切相关并且能促进体格生长。学龄儿童如不能够获得足够而良好的睡眠，不仅会影响智力发育，还会造成情绪、行为、注意力等方面的问题。

影响睡眠的生活因素有很多，一般有如下几种：

第一，不良入睡方式。幼儿的入睡困难往往与家长不正确的抚养方式有关，如抱着孩子等其睡着后再放到床上、和孩子一起睡等。研究发现，幼儿的入睡困难与不安全依恋存在明显关系。

第二，有的孩子是对夜晚恐惧，形成睡眠障碍，而父母往往不知道，这就需要及时对孩子进行心理疏导。

第三，声音嘈杂、灯光太亮、室内过热过冷、湿度太大、床铺不舒适、房间太拥挤、学习压力大等都会影响入睡。

第四，生理因素如过饥、过饱均可引起入睡困难。

第五，睡眠节律紊乱。孩子上学后，夜晚学习时间太长，原有的睡眠节律被打乱。

第六，饮食不当。食用兴奋性食品或喝饮料、茶、咖啡、可口可乐、吃巧克力等都会影响入睡，造成睡眠障碍。

先排除了以上情况，再考虑身体本身的问题。中医认为"阳入于阴则寐，阳出于阴则寤"，意思是说夜晚阳气下降，我们才能入睡，由此可知，儿童睡眠障碍与阳气不能下行有很大的关系。心主神明，为火脏，居于上，肾为水脏，居于下，心肾相交，水火既济，身体才能和白天、黑夜一样交替往复，所以心肾不交是失眠的重要原因。要想心肾上下交通，需要中间的脾胃正常运转，就像《内经》中所说"胃不和，则卧不安"，当孩子存在积食、便秘、腹痛等情况，或者胃肠不适都会极大影响睡眠质量。

心肾不交的失眠

如果孩子长期存在睡眠障碍，并且比较消瘦，精神亢奋，多属于心肾不交型失眠，这类孩子可伴随手足心潮热，入睡困难，睡眠表浅，多梦，盗汗、手足心潮热，腰膝酸软、心慌气短等症状，舌尖红，舌体瘦小。

（1）百合、炒酸枣仁各20g，煮水滤渣，加粳米100g煮粥。

（2）百合20g，鸡蛋黄一个。先将百合用清水浸泡一夜，除去白沫，沥干水。再用水适量煎煮百合，待其将熟时，加鸡蛋黄和糖，搅拌均匀，稍煮片刻即成，饮汤食百合。

（3）准备酸枣仁和生地黄各10g，将这两种药物用清水洗干净，再将酸枣仁捣烂，和生地黄和粳米一起放到锅里煎煮。煎煮半个小时左右，去掉药渣食用。

（4）大枣5枚，粟米50g，茯神10g。先煎煮茯神，滤取汁液，以茯神液与大枣、粟米同煮为粥。每日两次，早晚服食。

（5）黄连和肉桂各3g研成粗末，用少量醋调好，睡前贴在肚脐上。

（6）吴茱萸、黄连、生栀子等量研粉，用温水或蛋清调和，做成药饼，敷于涌泉穴6～8小时，每晚一次。

（7）在睡前给孩子搓手脚心，即劳宫和涌泉穴，每侧搓5分钟。

（8）耳穴压豆：神门、心、交感、皮质下、肾。

脾胃不和的失眠

脾胃不和引起的失眠往往伴随消化不良的症状。这类孩子一般入睡正常，但中途易醒，磨牙，喜欢趴着睡，可伴随腹胀、口臭、反酸、大便干结等症状，舌苔厚或见地图舌。

（1）小米60g，大枣6枚去核，蜂蜜10g。小米、大枣同煮粥，粥成后调入蜂蜜睡前食用。

（2）睡前1小时给孩子顺时针摩腹10～15分钟，可帮助孩子消除腹胀的情况，也有利于孩子睡眠质量的提高。

（3）如孩子腹胀、磨牙严重，也可用厚朴、槟榔各5g，大黄2g，打粉后用白醋调成糊状，睡前敷于孩子肚脐上。

（4）针对脾胃虚寒，表现出食欲不振、腹部冷痛的孩子，可用小茴香、干姜适量，在热锅中炒热，睡前敷于孩子肚脐上2小时。

（5）耳穴压豆：神门、心、脾、胃、交感。

（6）中成药可选用保和丸、小儿消积口服液、大山楂丸、小儿消食片等。

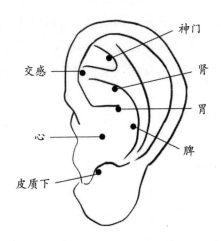

孩子汗多，可能也是病

小儿汗证，是中医病名，是指不正常出汗的一种病证，即孩子在安静状态下、日常环境中，全身或局部出汗过多，甚则大汗淋漓的现象。一般我们将白天出汗称为自汗，而夜间睡眠状态出汗则称盗汗。

皮肤通过排汗可以调节人体的体温，同时将身上多余的水湿排出体外，肺的通调水道作用也在排汗中得以体现，可以说皮肤是人体的第二个肺。然而，当皮肤出现排汗过多的现象，身体内的水液就会流失，同时也会带走很多热量和电解质，所以汗多的孩子容易乏力气短，中医称为"气随汗脱"。当孩子有出汗异常的现象，家长要引起重视，否则容易导致恶性循环。

小儿汗证大致可以分为三类：湿热熏蒸、阳虚自汗、阴虚盗汗。

汗味重：湿热熏蒸

这一类出汗也叫实汗，是指体内湿热积聚，人体就像一个大蒸笼，只能通过多排汗来进行自我调整。摄入太多高热量食物是引起此证的常见原因，就像《内经》所说"饮食过饱，汗出于胃"。临床可见头部或四肢出汗多，汗渍色黄，皮肤温热，伴口臭、口渴欲饮、大便干结、小便黄、舌红苔腻等特点。小儿刚入睡时出汗也属此类（突然没有了运动量，热量没有其他排解渠道），这类孩子平素喜欢油腻、高热量食物。

（1）绿豆、黑色、赤小豆各50g。将豆子洗净，清水浸泡1小时。将三豆放入锅中，加入适量清水，小火煮1.5小时，待豆子开花后放入冰糖继续煮5分钟即成。

（2）薏苡仁15g，淡竹叶5g，煎煮20分钟，代茶服用。

（3）茯苓粉、车前子各10g，粳米60g。车前子用纱布包好，水煎半小时，去渣取汁，加粳米煮粥，粥成时加茯苓粉、白糖适量再稍煮即可。

（4）大于6岁的孩子，在其后背膀胱经刮痧可以有效去除湿热，可以每周刮一次。

白天出汗：阳虚自汗

皮肤毛孔的开合需要阳气的支撑，就像开关门需要用力一样。当一个人阳气虚了，作为身体的门户就容易敞开关不上，这样身体的水液很容易流失，也就是所谓的阳虚自汗。出汗时症见汗液冷清、皮肤温度低、手足寒冷、面色苍白或萎黄、舌体胖大等，这类孩子往往不爱运动，容易疲乏，频繁出现感冒。

（1）黄芪10g，粳米50g，白糖适量。将黄芪煎汁，取汁煮米为粥，放入白糖调味温服。

（2）羊（猪）肚250g，生姜3片，浮小麦30～50g，炖汤服用。

（3）泥鳅100g，盐适量。泥鳅用温水洗去黏液，剖腹去肠洗净，沥干水分。将泥鳅用油煎至黄色，加水一碗半，煮沸后改中火，待汤汁浓缩到一半时，加盐调味，一日内吃完。

（4）五倍子、龙骨、朱砂各等量磨粉，用白醋调成糊状敷肚脐。

（5）麻黄根、牡蛎等量研粉，敷于孩子多汗的部位，每天2～3次，3天为一个疗程。

（6）黄芪、白术各15g，防风、五味子、乌梅各10g，同煮水，沸腾后约30分钟倒出，放置温度与皮肤温度相近后，用于浴足。

（7）中成药有玉屏风颗粒、虚汗停颗粒。

夜间出汗：阴虚盗汗

所谓"盗汗"，就是"偷偷"出汗，尤其是夜间深睡眠时出汗明显，醒来后汗自止。按常理，睡眠状态下，人体应该处于安静状态，但有时候身体却安静不下来，西医称为自主神经亢奋，中医称为阴虚火旺，即身体里缺阴液，就会有虚火，进而鼓动汗液流出。阴虚的孩子往往比较消瘦，睡眠时多梦，同时伴有手心潮热的现象。

（1）百合20g，莲子30g，冰糖30g。百合、莲子洗净，放锅内加适量水，用小火慢慢炖至百合、莲子烂熟，加入冰糖，融化后即可食用，每天一次，连服数天

（2）黑豆50g，浮小麦30g，莲子15g，红枣10枚、冰糖30g。先将黑豆、浮小麦分别淘洗干净，共放锅内加水适量，用小火煮至黑豆熟透，去渣取汁，用汤汁煮洗净的莲子和红枣，煮至莲子烂熟时放入冰糖融化，起锅后即可食用。每天一剂，分两次吃完。

（3）泥鳅3～4条，用温水洗去黏液，剖腹去内脏，用适量油煎至黄焦色，加水一碗半，煮汤至大半碗，用盐调味，服汤即可。每天1次，连服3天。年龄小者可分次服。针对阴虚盗汗的孩子效果很好。

（4）五倍子20g研粉，用温水或白醋调成糊状，睡前敷于肚脐神阙穴。

（5）糯稻根、浮小麦各6g。水煮20分钟，代茶饮用。

（6）中成药可用虚汗停颗粒，7天一疗程；对于久治不愈的，需服用六味地黄丸1～3个月。

小儿抽动症，父母要找原因

近年来，患抽动症的儿童越来越多，需要引起每一个家庭重视。小儿抽动症的医学名称为小儿抽动秽语综合征，是一种慢性神经精神障碍的疾病，是指以不自主突然的多发性抽动及在抽动的同时伴有暴发性发声为主要表现的抽动障碍。

小儿抽动症可在人体的各个部位发病，但最经常受到累及的部位是头部。非常夸张地挤眼睛和眨眼睛是多数抽动症儿童的首发症状，随后会有挤眉、皱眉、吸鼻、噘嘴、张口、伸舌、点头、摇头、甩头、仰头等表现。往往不论父母怎么纠正，孩子的这些行为都无法改变。随着抽动症病情的加重，孩子还可能出现如耸肩、扭颈、踢腿、抖腿、扭腰、胸腹肌抽动、甩手或四肢抽动等。同时还会不由自主地发出"哼""啊""咳"等异常声音，或没有缘由地骂人，讲脏话（秽语症）。

孩子的病情常有波动，时轻时重，抽动部位、频度及强度均可发生变化，有时可自行缓解一段时间，部分孩子还伴有注意力不集中、学习困难、情绪障碍等心理问题。抽动症主要发生在儿童和青少年时期，很多家长一开始往往把孩子的这些表现当作"坏毛病""沙眼""咽炎"等，以致耽误了最佳治疗时间。

造成小儿抽动症的原因较多，有的起始时是由于某些部位的不适，产生保护性或习惯性的动作而固定下来，如眨眼动作，可因眼结膜炎或异物进眼引起；皱眉、皱额，可因帽子过小或眼镜架不合适引起；摇头或扭颈，可因衣领过紧等引起。去除以上原因后，动作本身虽已失去合理性，但由于在大脑皮层已形成了惰性兴奋灶，因而可反复出现抽动。此外模仿别人的类似动作、心理刺激和躯体性疾病，也可以诱发本病。总的说来，抽动症的诱发因素很多，需要根据不同孩子的情况做具体分析。

改正不良习惯

有不少小儿抽动症是不良生活习惯引起的，主要分为行为习惯、饮食习惯和睡眠习惯。

（1）不良行为习惯：模仿别人的抽动动作，如观看暴力、闪烁的动画片或迷恋于电脑游戏中的人物。

（2）不良饮食习惯：过多吃膨化食品和辛辣、刺激、高糖、油炸食品会滋生内热，内热旺盛就容易引起黏膜充血，出现眼、鼻、口唇干痒的症状；吃含咖啡因、添加剂等食物也会让孩子神经兴奋，诱发抽动症状；吃反季节蔬果、农药残余也是抽动症的诱发因素。

（3）不良睡眠习惯：孩子一般需晚上9点左右入睡，如过晚睡觉或睡眠不足，身体没有得到充分休息，神经容易被动亢奋。另外，开灯睡觉也会让孩子难以进入深睡眠状态。

缓解不适症状

有很多小儿抽动症孩子最初可能只是一个很小的不适症状，如能及时缓解不适，抽动症自然也能很快治愈。

（1）眼睛、鼻子干痒：想要解决眼鼻干痒的情况，可以准备适量的杭菊花，把杭菊花放进杯子里，加入适量的开水冲泡，然后眼、鼻对准蒸汽熏蒸，可以起到保湿作用。注意水温不要太烫，熏蒸完以后可以把杭菊花茶喝掉。也可以使用热毛巾热敷眼、鼻，但一定注意不要烫伤孩子，动作应该轻柔和缓一些，每天做一次，睡觉前做最好。严重者可使用红霉素眼膏，能够缓解眼、鼻干燥发痒。

（2）口唇干燥：首先，注意饮食，多吃蔬菜瓜果，补充维生素，并且要确保饮水充足；其次，注意给嘴唇保湿，外出若有大风需戴口罩，适当使用润唇膏。

（3）咽部不适：注意饮水，少吃甜食，不要长时间讲话，更忌声嘶力竭地喊叫，可用胖大海2粒泡茶给孩子饮用。

（4）肌肉酸痛：长期固定姿势会引起肌肉疲劳，出现酸痛感，孩子会通过一些动作来缓解不适，时间一长就成了习惯。如孩子有明显肌肉酸痛，可通过热敷和按摩的方式来缓解。

关注心理问题

精神、心理刺激可诱发本病，例如对学习要求过严、责备过多、家庭不和、感情上受到忽视或生活环境中气氛紧张等，这些因素均可使孩子产生矛盾心理。抽动行为即是心理上的矛盾冲突的外在表现，另外，过分限制儿童的活动也可成为本病的诱因。

小儿抽动症易复发，一般紧张着急时加重，放松时减轻，睡眠时消失。因此，当孩子的抽动症发作时，不要强制其控制，最好采用转移法，如发现孩子抽动较明显，可让他帮你把报纸递过来或做些轻松的事。通过肢体的有目的活动可逐渐缓解抽动症状，减轻由抽动带来的紧张、焦虑和自卑感。

中医"息风止痉"法

中医认为，小儿抽动症与风、痰有关，"诸风掉眩，皆属于肝。"肝风内动是主要机理。肝阴不足无法濡养筋脉，筋脉失去了养分，就会发生拘挛甚至剧烈抽搐。我们可以通过以下方式来"息风止痉"：

（1）吴茱萸研粉，用食用米醋调成膏状，用手压成药饼，孩子睡着后贴于双侧足底涌泉穴处，持续贴敷6~8小时。

（2）天麻15g，陈皮9g，大米100g，白糖适量。将天麻泡发后切片，与陈皮、大米、适量的水同放入锅内煮粥，待粥熟后，再加入适量的白糖调匀即可，分两次服完。

（3）钩藤、僵蚕、防风、荆芥、伸筋草、川芎各20g，将上药打成粉，加入干姜粉、白酒各100g，炒干后用干净布料包裹药物，外熨抽动肌肉。

（4）找到痉挛肌肉，采用按揉、刮痧、拔罐松解。

（5）耳穴贴豆：神门、交感、肾、肝、脾、丘脑、内分泌。

（6）中成药有小儿地牡宁神口服液、静宁口服液、小儿健脾熄风颗粒、小儿牛黄散、天麻钩藤颗粒。

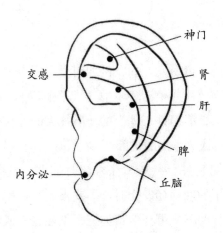

小儿麦粒肿和霰粒肿，你能分清吗

人体眼部的皮肤很脆弱，并且眼睛周围的血管和神经等组织也比较丰富，若是平时的生活中不注意，眼睛很容易受到病菌侵袭而得病，在发病之后对于患者来说不仅有碍视觉美观，对生活的影响也非常大。

麦粒肿和霰粒肿是常见的眼部疾病，很多家长容易把两者混为一谈，导致治疗被延误。

麦粒肿是热毒

麦粒肿即西医的睑腺炎，也就是常说的"针眼"，其特点是胞睑边缘生疖，形如麦粒，红肿痒痛。一般初发即肿痒明显，中期以肿痛为主，脓成溃破后诸症减轻，红肿渐消。中医认为其发病多与脾胃积热或风热上犯有关。

（1）绿豆50g，煮水饮用。

（2）白菊花50g，生甘草5g，同煮水，趁温热时代茶饮用。

（3）桑叶、菊花、金银花各15g，防风、当归尾、赤芍各9g。水煎开，先熏再洗眼部，每日两次。

（4）耳尖局部用75%酒精棉球常规消毒，用三棱针或注射针头对准耳尖，左手揉按，使局部充血，右手持针速刺，用酒精棉球擦针孔，左手反复挤压，如此数次，出血量达3～5滴即可，一般1～3次可治愈。如果不敢放血也可在耳尖挤痧，对于麦粒肿的缩小及消散具有很好的效果。

霰粒肿是痰湿

霰粒肿即睑板腺囊肿,中医称胞生痰核,其特点是胞睑内生痰核,触之不痛,皮色如常,硬核小者无自觉症状,硬核较大者胞睑可有重坠感,甚者睑内生肉芽,有摩擦感。西医治疗霰粒肿多采用外科手术,但复发率高,同时全麻手术会让很多父母难以接受。

对于霰粒肿,预防往往比治疗更重要。首先,要注意孩子脾胃功能的保养,不要吃过于肥甘厚味的食物,尽量少吃或者不吃冰激淋、冷饮等寒冷食品,规律饮食,荤素搭配,保持大便通畅。做到以上几点,霰粒肿的复发概率就小了一大半。其次,要注意用眼卫生,平时不要让孩子养成揉眼的习惯,尽量少看手机、平板电脑、电视等电子产品,可以做做眼保健操,让眼睛充分休息。健康的饮食习惯、良好的眼部卫生,再配合中药治疗,能够将霰粒肿复发的可能性降至最低,最大限度地减轻疾病给孩子带来的痛苦与不适。

中医认为其发病多因脾失健运,痰湿内结,饮食失调,湿热内生,阻滞脉络所致,所以,在调理上应以化痰散结为主。

(1)用洁净毛巾浸热水后拧干,对患处局部进行热敷,每次15～20分钟,一日3次,可促进血液循环,加快肿块消散。

(2)吴茱萸打粉,每次10g,加白醋调成糊状,夜间孩子入睡后敷于双侧足底涌泉穴处,用纱布、胶带固定,再穿上袜子,晨起时揭掉,坚持1～2周,一般会有很好的疗效。

(3)夏枯草10g,穿心莲10g,野菊花15g,鱼腥草25g,蒲公英20g。将上述药物同煎,煮沸后的药水过滤倒入杯中或小热水瓶中,将患眼对准杯口或瓶口熏洗,每次15～20分钟,每日两次。

(4)可以做眼周按摩以促进眼周的血液循环,同时配合揉腹、捏脊与点按丰隆、太冲穴来健脾化痰。

（5）耳穴治疗霰粒肿效果较好，取耳尖、眼、目、肝、脾、肾上腺，寻找阳性反应点，用耳豆贴压，每天用手轻按贴豆处，一侧贴两天，再贴另一侧。

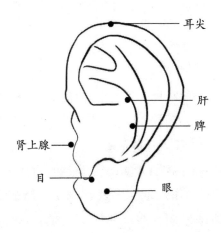

小儿荨麻疹，如何祛风止痒

小儿荨麻疹是一种常见的过敏性皮肤病，在孩子接触到过敏原的时候，会在身体不特定的部位冒出一块块形状、大小不一的红色斑块，这些产生斑块的部位，会产生发痒的情形。

荨麻疹的危害主要体现在严重的瘙痒症状，而且一旦治疗方法不当，导致荨麻疹的长期反复发作就会难以根治，还会导致症状发作越来越频繁。

小儿急性荨麻疹发病突然，可在一瞬间内皮肤异常刺痒，随着痒感和搔抓迅速出现大小不等、形状不一、红色或苍白色的风疹块；有的为环状，也可互相融合成大片，约10分钟到几小时消退，不留任何痕迹。皮疹发生部位往往不定，如用针头在孩子正常皮肤上划过，可出现与划痕一致的红色疙瘩。多数孩子除皮肤奇痒外，无其他不适感；少数孩子会内脏受累出现发热、头疼、憋气、恶心、呕吐、腹泻、腹痛等不适；重者有面色苍白、呼吸困难、血压下降等休克表现。

若是小儿荨麻疹持续复发超过六周则成为慢性荨麻疹，致病原因不一定和食物有关，很多因素都可能引发小儿慢性荨麻疹，如温度变化，物理变化（如搔抓），灰尘、花粉、丝袜等对局部皮肤产生的刺激，情绪引起的血管紧张等。有人碰到冷水会过敏，有人碰到热水会过敏，这些都可能引起小儿慢性荨麻疹。也有一半以上的患者根本找不到明显的治病原因。

中医将荨麻疹称作风团。因为荨麻疹飘忽不定的疾病特点，将荨麻疹归为"风邪"范畴，治疗上也是以祛风为核心。一般而言，可以采用以下处理方式：

（1）首先，父母应该找出致病的原因，即过敏原，并且立即将之除去。如慎防吸入花粉、动物皮屑、羽毛、灰尘、蓖麻粉等，避免接触致敏物，禁用或禁食某些易致机体过敏的药物或食品等。

（2）肚脐中医称为神阙穴，有祛风的作用，相当于现代医学的抗过敏作用。所以肚脐拔罐对荨麻疹有一定的治疗作用，尤其适用于5岁以上孩子的急性荨麻疹。由于肚脐这个部位比较特殊，因此留罐时间不宜过长，一般不超过5分钟，拔罐力量也不宜过大。

（3）小儿荨麻疹可用以下中药方：蝉蜕10个，浮萍20g。水煎服，日服两次（早晚各一次）。此方有很好的清热祛风作用，对儿童来说也是比较安全的。

（4）针对荨麻疹皮肤局部发红发热的情况，可以用鲜丝瓜1条，薄荷6g，粳米50g。粳米煮粥至半熟，加入丝瓜、薄荷，再煮20分钟后服用。

（5）对于瘙痒严重的孩子，也可以使用中药外洗方：黄芪、苍术、白术各15g，当归、白鲜皮、丹参、赤芍、防风、蝉蜕各10g，川芎、甘草、全蝎各6g。将上药加水浓煎，先滤液擦洗患部再浸泡15分钟，早晚各一次。可连用一周，直至疹消痒除。

（6）急性荨麻疹一般可选用荨麻疹丸，慢性荨麻疹可使用芪风颗粒或玉屏风颗粒。如孩子小于2岁，可以把药丸碾碎，用白醋调成糊状，敷于肚脐。

小儿湿疹，中医怎么看

湿疹是最常见的小儿皮肤病，特别是在2岁以前，或轻或重，每个孩子基本都有患湿疹的体验。症状轻的湿疹不用特殊处理，一般一到两周就可自愈；症状重的湿疹可以引起大面积的皮肤损伤，甚至发生感染，严重影响生活。事实上，绝大部分湿疹属于迁延难愈的中等程度，皮损忽轻忽重，总是反复出现。

如果要探究湿疹发生的内在机理，目前为止现代医学仍然没有定论，主要考虑还是过敏引起的，然而，抗过敏的治疗也只是暂时缓解症状。

关于湿疹，在临床中运用中医治疗方法疗效很好。皮肤只是人体内在状态向外表达的窗口，所谓"形见于外，责之于内"，我们既要关注皮肤本身，更要辨别孩子的内在状态。

我们将此病称为"湿疹"，主要是因其容易有渗出表现，所以感觉"湿漉漉"的。但有经验的家长知道，很多孩子的湿疹并没有所谓的"湿"，相反，皮肤干巴巴，容易起皮屑。所以，湿疹可以分为湿性湿疹和干性湿疹两大类，不同类型湿疹应对的方式也不同。

湿性湿疹有渗出

第一类湿疹叫湿性湿疹，是指有渗出物的皮疹。人体水液代谢障碍，称之为湿；能量富余，称之为热。就像一个水沟，如果流动性差加上温度高，就容易发酵、发臭，衍化成湿热之毒。湿性湿疹表现为皮肤轻度潮红或不红，可见凸出皮肤的丘疹、水疱，痒重抓挠后渗出明显；可伴随腹胀、乏力困倦，大便黏腻或稀，舌苔厚腻。湿疹当以清热化湿为主。

（1）绿豆、薏苡仁各30g，白糖适量，先煮绿豆、薏苡仁至烂熟，再加入白糖调味。

（2）绿豆150g，放入热锅中炒焦，研成粉，用米醋调成糊状，敷于湿疹患处，每次30分钟，每日两次。

（3）土豆1个，洗净去皮，磨成泥状敷于患处，约0.5cm厚，用纱布包扎，每次30分钟，每日换3次。

（4）新鲜马齿苋200g，捣烂后敷于患处，每次30分钟，每日一次。

（5）夏枯草150g，加适量水煎煮15分钟，泡浴或局部擦洗。

（6）苦参、黄柏、黄芩、蒲公英各20g，煮水泡浴或擦洗。

（7）皮肤康洗液加水稀释50倍，湿敷加外涂，或炉甘石洗剂外涂。

（8）六神丸碾碎，用温水调成糊状，涂于患处。

（9）针对渗出严重的湿疹，可以用双氧水先局部消毒，擦干，再用云南白药粉剂敷在患处，用纱布覆盖，连用7天。

干性湿疹无渗出

干性湿疹即乏脂性湿疹，又称裂纹性湿疹，主要由于皮肤水分脱失，皮脂分泌减少、干燥，表皮及角质层出现细裂纹，皮肤呈淡红色，裂纹处红色可能更明显，类似碎瓷的表现。皮肤需要汗液的濡养才能保持润滑，婴幼儿毛囊发育尚未健全，汗液少，就会出现皮肤干燥，可发生于身体多处，多见于四肢，好发于秋冬季节。

（1）干性湿疹的皮肤保湿很重要，很多孩子仅需涂抹保湿剂即可得到较好的改善。湿疹要注意防大于治，不要等大面积呈现才想起保湿。

（2）在孩子的洗澡水中加入少量白醋，可以平衡水的碱性，有润肤止痒的作用。

（3）用纱布包一团刚蒸熟的白米饭，如网球大小，在干性湿疹的皮肤局部滚揉，注意不要烫伤孩子，持续10分钟，每天1次，连用3天。

（4）生地、赤芍、红花各15g，加水煎煮20分钟，加入50mL白醋，泡洗皮肤。

（5）针对小面积顽固性干性湿疹，可用适量吴茱萸磨粉，用凡士林调成膏状，涂抹于患处。

（6）针对全身大面积的干性湿疹，可以买成人用的防风通圣丸，碾碎，用白醋调成糊状，在孩子晚上睡着后敷于肚脐，用纱布固定，晨起后去掉，连用7天。

第六章

放下焦虑，走进孩子的内心

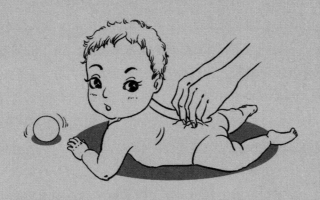

　　现代社会的快节奏让父母普遍焦虑，而这种焦虑，正在逐步转嫁给孩子。父母是孩子的镜子，父母有多少焦虑，孩子就会有多少心理压力，而在这种心理压力之下，健康也无从谈起。所以，父母应该放下焦虑，真正走进孩子的内心，让孩子在成长的道路上不再孤单无助，向阳而生，循梦而行。

父母的焦虑，对孩子的影响有多大

孩子是父母的心头肉，从孩子出生那一刻起，他们的一举一动、一言一行都牵动着父母的心，因此，当今社会中出现了一个有趣的现象——来自父母的焦虑。对于父母们的焦虑，我是深有体会。每天在给孩子看病的过程中，都会遇上焦虑的父母，有的是担心孩子的身体问题，有的是发愁孩子的教育问题，有的则操心的是家庭问题，还有的父母自己也不清楚在焦虑什么……总之，焦虑就像空气，看不见，摸不着，却无处不在。

记得有一个妈妈带着一个5岁的小女孩来看病，孩子的问题是尿频，每隔十几分钟就说要尿尿。父母带着孩子跑遍了各大儿童医院，最后连头部CT都做了，都没有查出什么问题，最后医院诊断为"神经性尿频"。孩子的妈妈一听"神经"两个字，当时就崩溃了，以为孩子神经出了问题。

孩子妈妈来的时候只见愁容满面，40岁左右的年纪头发已经白了一大半。我问孩子什么时候开始出现的尿频，她说就是两个月前有一次玩的时候尿裤子了，孩子爸爸说了几句，从那以后孩子就小便多了起来。说完，她拿出一个本子递给我，上面密密麻麻写满了字。我一看吓了一跳，上面竟然记录了近一个月来孩子每天排尿的时间、次数、容量，她说每次孩子小便她都会用一个量杯接着，她还好多次看见小便里有白色浑浊物……

说到这里，我基本就知道问题所在了：父母的焦虑，已经吞噬了这个孩子。最初的时候，孩子可能只是运动时小便没排空，做跳跃运动没有能憋住小便，父亲训斥后就对排便产生了心理阴影，生怕自己再尿裤子，所以就会频繁说自己有小便。最可怕的是，去医院做各种检查，再加上愁苦的妈妈每天给她记录排便量、次数，孩子更把排便当成了一种负担，慢慢就形成了一种习惯。

我嘱咐父母以后不要再给孩子记录小便了，也不要带孩子去医院看了，孩子第一次说有小便先装作没听见，第二次说就让孩子自己去厕所，不要在孩子面前表现出对她排便的关注，多带孩子玩一些让她放松、开心的项目。按照我的嘱咐，经过一周时间，孩子妈妈告诉我，孩子已经没有尿频症状了。

从上面的例子可以看出，父母的焦虑是会传递给孩子的。其实，类似的例子还有很多，有的孩子走路比同龄孩子晚，父母就担心会不会智力有问题；有的孩子一咳嗽，父母就担心是不是肺炎，恨不得马上去医院拍片子；有的孩子一发烧，父母就已经把退烧药准备好了；有的孩子身上出现一个淋巴结节，父母就担心会不会癌变……

我作为一名医生，多数看到的是父母对孩子健康的焦虑，但这只是一个缩影。一个焦虑的父母，往往无所不虑。焦虑型妈妈往往脸上很少有笑容，眉头常年紧皱，经常唉声叹气，偶尔会流眼泪，偶尔会发怒，这样的妈妈遇上任何事首先想到的都是不好的结果，通常很不快乐，整天在为未来还没有发生的事担心，常会出现睡眠问题。焦虑型爸爸也是总有难以控制的担心，会对自己的健康和收入没有信心，经常感到很累，容易疲劳，情绪不稳定，容易发脾气，肌肉紧张，有睡眠问题，容易把事情往坏处想。

现代社会带来的压力，让父母和孩子都不堪重负。有很多父母为了孩子，"牺牲"了自己做了全职"保姆"，把一切的希望都放在孩子身上，这往往是焦虑的源头。因为这种看似伟大的方式，失去了父母的自我价值。父母都觉得是孩子的脆弱让他们焦虑，其实脆弱的是他们自己，孩子才是受害者。

在父母焦虑情绪的左右下，孩子也会变得十分焦虑，对来自他人的评价特别敏感，不相信自己的能力，而且，无法集中注意力，平常学习挺好，一到考试就大脑一片空白。从中医角度讲，焦虑会造成肝气郁结，肝木克脾土，进而影响脾胃功能。所以焦虑的孩子往往脾胃功能很差，没有食欲，经常出现腹痛，其实这些都是焦虑紧张情绪引起的。

我在和众多父母接触的过程中，也见到了很多内心强大的父母。当孩子犯错时，他们会给孩子反思的空间，而不是直接训斥；当孩子生病时，他们会认真找原因，并跟孩子说生病也是一种人生体验，为的是以后免疫力更强大；当孩子听不进去道理时，他们会用自己的实际行动去感化孩子……最后，我发现这些父母做得好并不是因为孩子乖，而是他们把孩子当成独立的个体，给彼此足够的空间。放过孩子，也放过自己。

　　父母是孩子成长的教材，是孩子最大的榜样。我们千万不要像笨鸟那样，生了蛋以后说"我是笨鸟，你替我飞吧"，把孩子变成自己圆梦的工具。我希望每一个看到这里的父母都能学会慢慢放下自己的焦虑，先充实自我，再拥抱你的孩子……

家庭氛围对孩子健康的影响

生活中，我们经常发现这样一个现象，就是很多家庭一家人的情绪、健康状态很相似，往往容易出现相似的问题。这是因为长期生活在同一个环境下，生活习惯、心理状态都相互影响，特别是对于就像一张白纸的孩子，生活在家庭的中心，所以好的家庭氛围对儿童健康很重要。

有一位美国学者为了探知儿童的内心世界，了解他们对自己的父母和家庭究竟有哪些最迫切的要求，走访了20多个国家，对一万多名肤色不同、经济条件各异的学龄儿童进行了一次大规模调查。

调查结果令人惊异。孩子们对父母和家庭的要求放在首位的并非是经济、物质条件，他们似乎对吃的、穿的、用的和玩的东西都不大在意，相反，他们很关注自己的家庭精神生活。这位学者总结出各国儿童对自己父母和家庭的最重要的十条要求是：①孩子在场，父母不要吵架；②对每个孩子应一视同仁；③任何时候都不能对孩子失信或撒谎，说话要算数；④父母之间要相互谦让，不可互相责备；⑤父母与孩子之间要亲密无间；⑥孩子的朋友来做客时，要表示欢迎；⑦对孩子不能忽冷忽热，更不能动不动就发脾气；⑧家里应该尊老爱幼，决定全家的事应该征求全家人的意见；⑨家庭要重视文体活动，星期天要到户外玩半天；⑩父母有缺点孩子也可以批评，父母应该欢迎孩子提出意见。

从这十条要求中不难看出，孩子们最关心的是家庭气氛和父母对待他们的态度。他们心目中的好家庭，应该充满友爱、轻松、宽容、民主和活泼的气氛。在这种家庭中生活，最利于孩子们身心健康成长。相反，孩子们最厌烦的是气氛冷淡、紧张、沉闷、专横、毫无生气的家庭。

当前，可以说所有的年轻父母在培养子女方面都舍得花钱，也认识到了智力投资的重要，买钢琴和请家教都在所不惜，但却很少注意自己的表率作用，很少注意家庭氛围的营造。他们以为孩子还小，不懂得什么，只需要父母的爱护、照料、指挥和管教就够了。至于夫妻间说些什么，做些什么，喜好什么，厌恶什么，对小孩子是无所谓的。这可是大错特错了。

其实，孩子们亮晶晶的大眼睛，就像是一架全频道的电视录像机；孩子们灵通的小耳朵，宛如一台高效能的录音机，把父母在他们面前的一切言行都记录下来，贮存在大脑里，这对儿童心理的发展起着十分重要的作用。

有些家庭，夫妻间争吵不休，满嘴粗话，甚至动手动脚，家庭气氛经常处于紧张状态，这对孩子的心理形成巨大的压力。在这种家庭中生活的孩子们如受苦刑，他们天真无邪的天性也受到压抑。

同时，长期的精神压抑会造成身体问题，如胃肠痉挛、抽动症、头痛等。中医认为"肝主情志"，同时"肝为万病之贼""诸病多生于肝"，就是强调情绪失常对健康的重要影响。现代医学用动物作实验，用电刺激小白鼠，使其长期处于恐惧状态，过一段时间，研究人员发现小白鼠都出现了消化性溃疡。

我在给孩子看病的过程中，发现很多疾病都和家庭氛围有关，比如家庭关系紧张影响孩子的情绪，进而诱发消化不良、抽动症、头痛、失眠等问题。父母们可能不知道，良好的家庭氛围才是治愈疾病的最好的药！

年轻的父母们，当你们认识到家庭氛围对儿童的身心健康具有如此重要的作用之后，你们做何打算？良好的家庭氛围不是天上掉下来的，全靠你们精心去创造。

别让孩子的"神"散了

现在的小孩，过早进入成人化的生活方式，过早接触高科技，过早被信息化，精神心理状态都受到影响。去过藏区的朋友应该有这样的体会，藏族的孩子眼睛特别亮，特别有神，而很多大城市的孩子早早戴上眼镜，眼神迷离，看不到朝气，其实，这是孩子的"神"散了。

判断一个人身体好不好、精力充不充沛，一般看眼睛就可以了。人体的眼睛就像一个探照灯，如果电池是满格的，一下就照到5公里以外了；如果电池老是不充满，还漏电，就只能照到眼前这一块。《内经》有言"五脏六腑之精气，皆上注于目"。当一个人眼睛明亮、润泽而灵动，表明人体气血充沛，精气旺盛，目得滋养，功能正常；当一个人眼神迷离、眼球呆滞、外观漠然，表明人体气血不足，肾精匮乏，目失滋养，功能低下。

总的来说，现代儿童养育过程中最常出现的是过度问题。比如过度喂养、过度医疗，过早、过度使用电子产品，过早、过度进行智力开发等。相比以前的生活方式，现在的孩子过早地被社会化、成人化、信息化，他们接受的信息越多，就容易出现思维的固化，精神系统就越容易受到限定，与此同时，身体机能也会僵化，进而发展成某些疾病。

现在有很多父母，总是无意间将自己的意志强加给孩子。过早成人化的教育，不仅扼杀了孩子的自我，对孩子的身体造成影响，也影响到孩子的精神状况、创造力和心智，让孩子对自然和生命的灵动的感受力处于模式化的思维方式。

曾经看过一个电视节目，是对一个"神童"的专访，这个孩子10岁已经考上北京的名牌大学了。记者问他以后的理想是什么，他回答说让父母给他在北京买一套房，因为他为父母读了这么多的书，一套房的要求并不过分吧！别人眼里的"神童"，其实早已经失去了童真，也就没了"神"。

神气耗散过多的孩子，就会失了天真，平时眼神呆滞，不爱运动，对外界事物也不感兴趣，不喜欢与人交往，注意力不集中。这类孩子学习成绩可能很好，但社会适应能力很差，心理脆弱，遇到一点挫折就难以接受，甚至有不少还患上了抑郁症，出现极端的行为。

就在几天前，我看到一则新闻，一个9岁小女孩用纸条写下一句话："为什么，我干什么都不行。"然后毅然决然地选择了结束自己的生命，从窗户跳了下去……这样类似的事还有很多。我们经常说"六神无主"，孩子的"神"没了主，眼睛这个探照灯就失去了亮光，孩子就会迷失在本该阳光灿烂的人生路上。

所以，作为父母，要做孩子的保护神，就要先保护好孩子的"神"，不能过早地透支孩子本该有的天真，让孩子多接触自然，多和花草树木做朋友，多让他体会作为一个孩子最本真的快乐。

有很多父母也跟我说，道理他们都懂，但身不由己，环境使然。其实这都是借口，因为孩子们的快乐真的很简单，去田野，去乡村，去玩泥土，在草地上打滚，看小鸟追逐，抓泥鳅，看蚂蚁搬家……事实上，每个人都要保持一颗童心，包括父母自己。

父母不要给孩子"贴标签"

有一次，我带孩子在小区花园玩，听见两个宝妈在聊天。其中一个妈妈说："我家孩子就是太胆小了，总是不敢去尝试新事物……"她说这些话时，旁边的女儿一直拉着她走，可是这位妈妈并没有意识到自己的话已经让孩子的自尊心受到伤害了，反而不耐烦地跟孩子说："你本来就是胆子小嘛！"这位妈妈一说完，孩子"哇"的一声就哭了。

其实，很多父母都或多或少犯过这样的错误，给孩子"贴标签"。比如"我的孩子特淘气""我家孩子爱顶嘴""我的孩子脑子笨"之类的，其实这些标签都会对孩子造成负面影响。

生活中的父母有时注意不到孩子自身的性格特点，也看不到孩子的优点，只看得到自己的需要，只想让孩子实现自己的要求，全然不理会孩子的感受。一旦孩子达不到自己预期的目标就给孩子贴上"胆子小""脑子笨"等标签，孩子终日在压抑与矛盾中挣扎，根本发挥不出原有的想象力和创造力，所以最应该被改造的是父母而不是孩子。

美国著名青少年学家阿黛尔·法伯说过："永远不要低估了你的话对孩子一生的影响力。"孩子在幼儿时期，时时刻刻都在成长和蜕变。当一个人被贴上标签，他的行为举止就会越发趋向于标签，心理学上称为"标签效应"。而大部分的标签是负面的、不积极的，所以，也叫负面标签！

事实上，还有一类标签，看似是正面夸奖，但也不宜过多在孩子面前强调。比如"你真漂亮""你真聪明""你吃饭真棒""你睡觉真乖"，这些都是父母喜欢说的话。但我们仔细想一想，漂亮和聪明其实是孩子的先天优势，吃饭、睡觉是孩子最基本的动物本能，太强调这些反而会让孩子觉得这是可以炫耀的资本和技能，时间一长，孩子会看不起那些相貌平平、不够聪明的孩子，或者以不好好吃饭、睡觉来"要挟"父母。

夸孩子其实也要讲究方法，但要突出孩子后天的努力，而不是与生俱来的优势和本能，并且要和具体的事联系起来，比如："今天你帮妈妈干活了，妈妈很开心，孩子你真勤劳！"这样的夸奖不流于形式，会让孩子感觉到父母的真诚，对孩子的成长就会有积极影响。

孩子生来就是一张白纸，你给他爱，他就学会爱，传承爱，分享爱；你给他恨，对他使用暴力，他也会恨别人，伤害别人。我们平时要多挖掘孩子身上的闪光点，记住孩子那些具体的、真实的、表现好的时刻，等到他表现不好的时候，把那个时刻拿出来鼓励他，利用这些正面引导对孩子做正向激励。

父母还要学会倾听孩子的心声，这样你才能了解孩子的内心世界，这是尊重孩子的表现。当孩子犯错时，父母要学会就事论事，把焦点放在具体的事情上，教孩子面对问题，学会处理问题，理性分析，帮助孩子克服困难，才是最重要的。父母也要学会控制自己的情绪，孩子犯错时，不要冲动说一些不可挽回的话，如果真的在冲动之下，没忍住对孩子说了过分的话，一定要及时弥补，冷静后第一时间给孩子道歉。

总之，作为父母，首先要做的就是不给自家孩子贴有负面影响的标签，让孩子不要特别在意别人的想法，只要做最真实的自己就好。

不要总是要求孩子"懂事"

我们经常夸孩子说：你真是个懂事的孩子！当自己的孩子不听话时，很多父母都会羡慕"别人家的孩子"，觉得懂事的孩子是天使，可以少让父母操心。事实上，凡事都有两面性，太懂事的孩子，长大以后就会越不快乐。因为总忙着取悦所有人，而失去了自我，会常常忽视和隐藏自己最真实的想法和意愿，时间久了之后就会感觉非常得压抑，找不到自己存在的意义。

我曾经诊治过这么一个孩子，小女孩4岁，消化不好，经常说肚子疼。我在给孩子做推拿的过程中发现孩子特别乖，躺着一动不动。旁边的家长就一直夸"这孩子真乖"！孩子的妈妈说，孩子从小就很懂事，特别体贴父母。

她讲了一个事例，3岁时上幼儿园需要孩子单独面试。老师问她："如果爸爸妈妈给你生个弟弟妹妹好不好？"孩子说："好。"老师再问："那你要弟弟还是妹妹呀？"孩子答："我想要个弟弟，因为这样等爸爸妈妈老了，我可以背着妈妈，弟弟可以背着爸爸。"孩子说完，老师热泪盈眶，后来跟孩子妈妈说，这是她听过最好的回答！

孩子妈妈在讲这个事例时，脸上充满了自豪和喜悦，但作为旁听者的我，却对孩子充满了担忧。试想，一个4岁的孩子却在思考父母老了怎么办的问题，那她还有多少属于自己的童真？

这个孩子之所以长期腹痛，和她复杂的心理活动有直接关系，喜欢压抑自己的想法，去照顾别人的感受，最后就会造成肝气不舒引起胃肠痉挛。我跟孩子的妈妈说，平时一定要少跟孩子诉苦，也不要刻意要求孩子"懂事"，要让孩子释放自己的天性。我说完以后，妈妈才意识到这个层面的问题。通过一段时间的治疗和引导，孩子腹痛的问题没有了。

　　孩子"乖不乖"，刚上幼儿园时最见分晓。有的孩子又哭又闹，各种抗拒要回家；有的孩子第一天去就很听话，回到家也跟爸爸妈妈说，幼儿园可好玩了！第一类孩子过了一周慢慢学会了适应，哭得也少了；而第二类孩子，过了一周就发烧了，因为长期压抑自己的感受，郁而化火，就会以发烧的形式表现出来。有时候，孩子表现出来的"懂事"，也许是沉默和妥协，而不是心底深处真实的想法，他同样缺乏安全感，同样需要表达的窗口。

　　懂事的孩子，他们往往不敢表达自己内心真实的想法，每次看到其他孩子大胆说出自己想要的东西，他们却只能默默地藏在心里；每次看到自己的兄弟姐妹，要买这件衣服，要买那个玩具，他们从来都不敢向父母说出自己真正想要的东西，而父母也常常以乖、懂事这样的话来安慰孩子，久而久之他们就形成了一种自卑的心理。

　　那些超乎年龄懂事的"小大人儿"，其实在成年之后才会发现这种克制带来的后遗症，毕竟一旦养成了讨好型人格，别说人际交往了，就算是感情世界里，也是容易受伤的那位，甚至对他人的负面评价别说判断和接受，甚至连承受能力都没有。

　　每一个孩子在成长过程中，都会有叛逆期，很多父母为此苦恼万分。其实，恰当的叛逆正是孩子建立自我同一性和自我探索的过程，对孩子的成长有很重要的意义。怎样能让叛逆既有好的开始，又有好的结束，父母在其中扮演了重要的角色，对叛逆本身的理解更是至关重要。

　　所以父母们，你应该让孩子可以开心地做自己，自己的事情自己做主，我不会强迫你按照我的意愿做事，只要你能为自己的决定感到快乐，可以负责任就好。

　　愿那些"懂事"的孩子，没有压抑，没有隐藏，只有爱与善良。

为什么你的孩子总爱发脾气

在现实生活中，我们发现有一类孩子脾气特别暴躁，动不动就丢东西、砸东西，很多父母面对这种情况感到很苦恼，要么沉默应对，要么暴打一顿。事实上，孩子发脾气也要分清原因，有的是家庭教育问题，有的是性格问题，还有的是身体问题，只有找到原因，才能有针对性地调整。

家庭的溺爱引起孩子脾气大

父母过分地溺爱孩子，什么事情都以孩子为中心，衣服不舍得让孩子自己穿；孩子看电视的时候，父母一口一口地喂饭；逛超市的时候孩子看到东西就要，父母也毫不犹豫地掏钱买……慢慢地，孩子就养成了以自我为中心的思想，自我封王，遇到不如他意的事情就会以打砸东西来宣泄自己的不满，这个也是影响孩子最深的！

针对父母溺爱引起孩子的脾气暴躁，首先父母要注意爱孩子的方式，不能一味地迁就，不要让孩子通过发脾气来达到自己的目的。另外，推荐父母也学习一点西方育儿知识，注重"情绪管理"，讲究不打不骂，正面管教。有些父母看到孩子发脾气，不明之火就上来，会有打骂孩子的冲动，这是极不可取的。我们可以试试"板凳训练法"：在固定的位置放置一张板凳，孩子因某事乱发脾气的时候就让他坐在板凳上，然后说出他错在哪里，应该怎么做才是对的。

性格原因造就的特有表达方式

一位心理学家曾表示，孩子发脾气，其实是他们内心脆弱的表现，看似是在向父母施压，实际上是在向最亲的人求助。他们不会冲着别人乱发脾气，因为在他的潜意识里，只有父母才是最亲的人，也唯有父母，可以让自己肆无忌惮，帮自己疗伤。而他卸下伪装，毫无保留地撒泼，这种方式虽然不好，却也在向父母传递一个求救信息：我心里不舒服，请你帮帮我。

爱发脾气的性格也是有遗传的。父母一方如果脾气暴躁，孩子也容易脾气暴躁，同时，孩子也会效仿父母的情绪表达方式。所以，父母要以身作则，自己要学会情绪管理，不要在孩子面前争吵。另外，真切地了解孩子的诉求也很重要，要看到孩子愤怒背后的哀怨和脆弱，让孩子感知到父母的关心，这才是解决孩子脾气暴躁最好的方式。

身体原因也是脾气暴躁的源头

我们经常说"发脾气""发火"，其实这些都和中医理念有关。中医认为，五脏各对应一种情志。肝、心、脾、肺、肾分别对应怒、喜、思、悲、恐！影响孩子最深的当属肝。孩子的生理特点是肝常有余，凡事过了就是不好的，所以孩子容易生怒！肝气最容易受到内伤情志和饮食的影响，肝气不疏，肝郁克脾，就会出现腹胀，所以就会"发脾气"；郁久化热就会生火，所以就容易"发火"。肝、脾的功能失调，会导致孩子情志异常，烦躁易怒。而经常发脾气，又会进一步影响肝、脾的功能，形成恶性循环，导致孩子脾气越来越差！

区别孩子有没有肝火，一般看嘴唇和舌头，如果唇色红，舌头两边也很红，同时伴随眼睛红、鼻出血、口臭、手心热、腹胀、大便干等症状，那就可以判定有肝火了。

有肝火的孩子首先要注意清淡饮食，不能吃上火的食物，另外要多喝水、多运动、早睡觉，这些都是前提。我在调理这类孩子时最常用刮痧的方法，主要刮后背第9～12胸椎两旁的肌肉丰厚处，有肝俞、胆俞、脾俞、胃俞，有很好的泻火作用，也可以煮绿豆汤或泡菊花茶给孩子喝。针对腹胀明显的，则可以给孩子摩腹或吃一些消食顺气的中药。

每一位父母，都是孩子的引路人。愿每一个发脾气的孩子，都能得到父母的指引，坚定平和地成长。

不让孩子哭，也是一种伤害

有一个针对父母的调查，问题是"有了孩子，最害怕他发生什么"？在父母的回答中，排在第一位的是：怕孩子生病；排在第二位的是：怕孩子哭！每个孩子在成长过程中几乎都听过这些话："再哭，我就不要你了！""这点小事有什么好哭的，不许哭！"

有心理学家曾指出："婴儿和孩子的哭声，会给父母的大脑带来特殊的刺激，让父母心跳加速、血压升高、感觉难受。"在很多父母看来，孩子爱哭就是娇气、脆弱的表现，所以，总是想方设法地阻止孩子继续哭泣。但是，生生吞下的眼泪，是会让孩子的委屈情绪翻倍的。慢慢学会隐忍的孩子，会把情绪憋在心里，直至成年，他们也不懂得如何正确处理自己的负面情绪。

哭是孩子的天性和本能。哭和笑一样，是合理存在的生理反应，也是正常的情绪流露。孩子的每一次哭泣都是一个自愈的过程，是孩子不断成长的标志。在孩子不能控制自我情绪时，眼泪就成了最好的表达方式。

一般情况下哭对身体是没有坏处的。从生理角度分析，哭对增加肺活量有很好的帮助；同时泪液就像汗液一样，适当哭有利于身体毒素的排出；另外，泪水能滋润眼角膜、清洗眼睛，对孩子的视力有帮助。

当然，凡事都有一个度，一般孩子哭泣时间不宜超过15分钟，否则容易损伤声带，造成声音嘶哑，同时，也可能引起胃肠痉挛，出现腹痛的症状。还有一点需要父母鉴别，有的孩子因为饥饿、口渴、要排便以及身体不适而哭，这些就需要及时关注了。

对于不同阶段的孩子来说，"哭"有着不同的意义，婴儿时期的哭泣多是因为生理需求，而3岁之后的孩子的哭声中，则掺杂着更多意义。而如何正确面对孩子的哭泣，也是父母需要知晓的事情。

第一，平稳自己的情绪。

当孩子哭泣时，父母首先要做的就是不让自己的情绪被孩子影响。德国心理学家卡罗拉·舒斯特曾说："孩子哭的时候，最先需要处理的是父母的情绪。"一旦父母觉得焦躁不安，就很有可能抑制不住自己的怒气，对孩子发火，从而引起更加严重的后果。

第二，陪伴在孩子身边，及时安抚。

当孩子哭泣的时候，父母最好的做法就是陪伴在他们身边，抱抱他们，或者轻轻拍拍他们的肩膀。如果孩子是因为悲伤或者挫折而哭泣，那么父母可以告诉孩子："我知道你很难过，哭一会儿也没有关系，爸爸妈妈就在你身边。"父母的理解，会让孩子觉得更加温暖，内心得到抚慰。而如果孩子是无理取闹，那么父母需要做的就是在一旁静静地看着他。等到孩子发泄完自己的情绪，他们自然就会慢慢平静下来。

第三，不给孩子哭的"特别权力"。

有些孩子哭时，父母为了阻止或者"安慰"孩子，就会赋予孩子一些特权。但允许孩子哭，并不等于向孩子妥协。规定每天只能看20分钟动画片，孩子看完了还想看，父母不同意他就哭。这时，应该接纳孩子的情绪，对孩子表示理解："妈妈知道你还想看动画片，不让你看，你很生气、伤心。""你可以哭，你也可以来找妈妈抱抱，但是已经定好的规则我们必须要遵守。"用一种更为理性的爱来无条件接纳孩子的情绪，有原则地规范孩子的行为。

如何解决孩子的拖延症

"不写作业母慈子孝，一写作业鸡飞狗跳"，对于家里有学龄儿童的父母，对这句话应该深有感触。孩子的拖延症，让很多父母都怒火中烧，可是，不管父母怎么发怒，孩子做事拖沓的问题一直存在。拖延症在现代儿童中特别普遍，也是父母们最头疼的事。

事实上，"拖延"本身就是一个相对概念，我们不要轻易定义孩子有拖延症。在快节奏的生活下，父母很期望孩子也和自己保持同步，不断地催促孩子，是因为父母觉得孩子的"慢"打乱了自己的节奏，希望孩子也能和自己一起"快"起来。所以，在定义孩子是否有拖延症之前，父母要先评判一下是否自己节奏太快了。有时候，父母需要尝试和孩子一起放慢节奏去生活，这样不仅事关家庭生活品质，而且对孩子的成长至关重要。

孩子的拖延症是怎样形成的

第一，拖延症可能和父母的教育方式有极大的关系。

现在父母的教育多少都有些强迫症，甚至还有些控制欲极强的父母，越是对孩子事事要求，不断催促孩子，孩子越有可能患上拖延症。其实有些父母不明白一点，过于心切的教育，反而会给孩子带来各种精神上的负担。

第二，孩子对一件事情如果没有兴趣，那么出现拖延症的可能性就很大。

做喜欢的事非常积极，做不喜欢的事能怎么拖延就怎么拖延，这是很多孩子的通病。现在的孩子，普遍把学习当成任务，而外界诱惑又多，孩子的自控力又差，这样就会表现出做作业拖延、效率低。

第三，对自己缺乏信心，害怕出错。

美国资深心理咨询师简·博克在他的著作《拖延心理学》中提出了这

样一个论述："拖延的毛病，既非恶习，也非品行问题，而是由恐惧引起的一种心理综合征。"很多时候孩子很想学习一种新的技能，也对这件事非常感兴趣，比如，画画、学手风琴等，但因为害怕自己做得不够好，害怕出错。所以，总是表现得畏手畏脚，这样做起事来总是要慢一拍，久而久之就形成了拖延的习惯。

第四，身体原因导致拖延症。

我在给孩子看病的过程中，发现有一部分孩子的拖延症和身体状况也有很大的关系。拖延症本质上就是懒，而懒的状态其实是肌肉力量不足。中医认为，脾主肌肉，肌肉要想有力量，必须依赖脾的运化能力。如果一个孩子脾胃虚弱，运化能力下降，自然吸收的能量和营养物质就少，身体没有足够的推动力，就会肌肉无力、精神萎靡。另外，脾运化水液的能力下降，直接造成身体水湿堆积，湿气存积在肌肉间，孩子就会感到身体困重，全身乏力，做事没有动力，最后呈现出来的就是拖延症。

如何解决孩子的拖延症

首先，培养孩子的时间观念，做事要有计划性。

孩子拖拉是因为他们还不知道时间的价值，磨磨蹭蹭浪费时间也不觉得可惜，做起事来没有计划，想起什么做什么。这时候，父母应该给孩子要做的事列个计划，并且让孩子尽量遵守，提高孩子的效率，同时要让孩子明白如果能尽快做好一件事，那么他就有更多的时间去做别的事，进而懂得时间的可贵之处。

其次，让孩子自己做决定，自己承担后果。

父母不要让孩子过多依赖，若想让孩子飞翔，必然要给他自由的翅膀。孩子自己的事让他自己拿主意，自己决定自己该做什么，由自己拖延造成的后果也由他们自行承担。长此以往，孩子自然会知道其中的坏处，也就不敢再拖延了。

另外，父母要改变说话方式，不要给孩子太大压力。

语言的力量是巨大的。父母不要总说孩子"慢吞吞""拖拖拉拉"，要对孩子说"比比我们谁快""今天要比昨天快"，经常给孩子以积极的暗示，用适当鼓励的话语去激励孩子，孩子才能养成不拖拉的好习惯。

　　童年应该是欢乐的。有的父母对孩子的期待太高，给孩子报各种兴趣班，让孩子学这学那，对孩子要求严格。孩子压力大，感到痛苦，会想逃避这一切，用拖拉来获得片刻的欢乐，渐渐也就养成了拖延的毛病。父母要陪伴孩子多参加一些户外活动，分散手机和网络对孩子们的吸引力，帮助他们提高学习的兴趣，让他们树立正确的人生观和价值观。

　　最后，要改善孩子体质，让孩子精力充沛。

　　孩子的饮食营养充足，身体好，每天早睡早起，自然精神十足，做什么都充满劲头。而脾胃虚弱的孩子，要实施"早捏脊、晚摩腹"的按摩计划，可以有效加强脾胃功能。也可以让孩子多吃山药、莲子、小米、茯苓等有健脾作用的食物。

如何给孩子足够的安全感

比尔·盖茨曾说过："教育是伴随终生的事情，而我教育孩子的第一要务是给孩子安全感。"儿童时期的安全感，决定了孩子一生的幸福。有安全感的孩子，会很自信、独立，能与他人友好相处，也更有信心面对未来的种种不确定；而童年缺失了安全感的孩子，会导致他人生的每一步都不同程度体验着焦虑！

孩子来到世界的那一刻，世界对于他来说是崭新的、奇怪的、陌生的，也可以说是无力的、软弱的。孩子的安全感是一点一滴积累的，是一个循序渐进的过程。一般来说，家庭环境和父母的教养方式，对于孩子的安全感建立来说是不可或缺的因素。所以，怎样给孩子足够的安全感，是父母们很重要的责任。

给孩子足够的关注和陪伴

这点对孩子来说非常重要。作为父母，即使再忙，也要尽量抽出时间多关注和陪伴孩子，多享受和孩子在一起的时光，别让亲子关系变得疏远陌生。父母要给予孩子高质量的陪伴，这种陪伴并不是简单地待在孩子身边，而是要用心投入，多和孩子交流、互动，让孩子能够感受到我们的爱意，知道我们会一直陪在他身边，从而形成安全感。晚上睡觉时，很多孩子都会担心自己睡着之后爸爸妈妈就不见了，这种情况其实就是缺乏安全感的表现，所以入睡前的陪伴父母也要重视。

学会欣赏肯定孩子

孩子和大人一样，都是不完美的，自然也会有这样或那样的毛病，父母不要总是用挑剔的眼光去看待孩子的表现，要多欣赏他的表现，肯定他做得好的地方，支持他想要做的正确的事情。就算是孩子做错了事，父母也不要张口就严厉地批评，更不能不假思索地对孩子一顿打骂。这样不但不能达到教育孩子的目的，反而会让孩子模仿大人的行为，变得斤斤计较。

不要说这些破坏孩子安全感的话

有的父母总喜欢吓唬孩子，说"你再不听话就不喜欢你了"，或者说"你再捣乱就不要你了"，这样的话只是父母用来发泄情绪的，并不具备教育意义，反倒是会伤害孩子内心的情感，而且颇具威胁意味，孩子除了感到难过并不能从中吸取教训。所以父母不要随便威胁孩子，也不要用他喜欢的东西、事情或人来要挟他，不要破坏他安心的感觉。尊重孩子，多用鼓励支持的话语代替责备、批评和惩罚，多给孩子一些拥抱和鼓励，将更好地增强孩子的安全感和独立能力。

消除孩子的分离恐惧

心理学家研究发现，早期的分离焦虑如果比较严重的话，一方面会影响孩子的智力发育，另一方面会使其产生重大的丧失感和被抛弃感，对孩子安全感的建立是毁灭性的打击。有的父母，因为害怕自己一走孩子会大哭大闹，所以每次离开的时候都是一声不吭，悄悄地就走了，等孩子回过神，发现父母不见了，反而会更加恐慌。父母用一种平静、温和的态度告诉孩子，你要去哪里，要去多久，在什么时间会回来（孩子没有时间观念，可以告诉他一件具体的事情前或者后，妈妈会回来），孩子会慢慢习惯并接受。如果每一次出门都是偷偷摸摸的，孩子会不断想妈妈什么时候走什么时候回来，当你在家时更是时刻缠着你，害怕你突然消失。

诚实面对孩子，信守承诺

很多孩子会表达一些诉求，如爸妈下班回来要给他买玩具。如果父母总是答应，而不履行承诺，慢慢的父母在孩子心中就会变成言而无信的人，会给孩子一个大人对小孩说的话，是不可信的，不算数的错误认知。所以大人不要轻易许诺，一旦许诺，无论大小，一定要说到做到，才能帮助孩子培养起对父母和其他成人的信任感，对孩子形成稳定的安全感也非常重要。

带孩子走出去，增强对环境的适应能力

从生物学角度看，人对未知世界的恐惧是与生俱来的，而对外环境的不断熟悉、适应能有效增强安全感。父母有时间多带孩子出去活动，让孩子接近自然，锻炼孩子对环境的适应能力，有意识地培养孩子的抗挫折能力。平时力所能及的事情要多鼓励孩子自己完成，既培养孩子的动手能力，也增加孩子的自信心。父母在日常生活中潜移默化地培养孩子的能力，也是一种去除孩子不安全感的有效手段。

不要让我们的爱变成孩子的负担

为了让孩子有一个精彩的未来，父母们总是不惜付出自己的所有，可是，父母如果一直保持一种付出感就会让孩子倍感压力，无形之中反而伤害了孩子。有很多父母为了孩子付出了钱财、精力，事事以孩子为先，一旦孩子的回报达不到自己所期待的，便会觉得他们不值得自己的付出。殊不知，这种自以为是的付出，早已对孩子形成精神施压，成为孩子的精神枷锁。

孩子的确重要，却不是家庭的唯一；孩子应该被爱，却不能被当成唯一的爱。瑞士著名的心理学家荣格说过，父母对孩子最不好的影响，莫过于让孩子觉得，父母因为自己没有过好日子。可是，在现实生活中，我们经常听见一些父母说"要不是为了你……"之类的话，以爱为名对孩子进行绑架，慢慢孩子就会丧失对爱的感受力。

大部分中国的孩子一直处于被迫学习的压抑环境下，在他们身上看到了太多的烦恼和压力。父母需要加以重视和注意，创造一个宽松的环境，让孩子勇敢地做自己，毫无顾虑地去表达自己的真实感受才是最重要的。对孩子多点尊重和理解，不要让我们的爱成为孩子的负担。

父母恩爱是对孩子最好的教育

当孩子出生之后，这个可爱的小生命就为父母打开了一个新的世界。父母对孩子的爱，仿佛超越了一切。亲子关系也似乎慢慢掩盖了其他感情，成了生活的重心……家庭中不可忽略的夫妻关系，在孩子的成长环境中更为可贵。不仅因为这是夫妻情感的归宿，还因为夫妻关系的好坏，直接影响着孩子一生的成长，是家庭和睦的一切根源。

亲子关系、婆媳关系纷纷压倒了夫妻关系，我们都忽略了能陪我们人生最长久的那个人。甚至忘了，只有更努力地经营夫妻感情，才能给孩子最好的爱。道理很浅显，大家都懂，可是做到的人却不多。很多夫妻逃避问题，夫妻关系冷淡。父母的感情失落，会不自觉通过孩子来表达自己的负面情绪，久而久之，家庭关系就会这样恶性循环下去。

有句话说得不错："一个爸爸对孩子最好的爱，就是好好疼爱孩子的妈妈；一个妈妈对孩子最好的爱，就是欣赏并推崇孩子的爸爸。"夫妻间的欣赏是珍贵的感情滋润剂，不仅滋润了孩子，同样也会让孩子懂得如何欣赏他人。

放下家长的架子让孩子自己做主

不要总觉得自己是孩子的父母，就有资格替孩子决定一切。孩子不是父母的私有财产，他们是独立的个体，是有思想、有选择、有个性的人。他们不需要为父母的梦想负责，也不需要太懂事，多有出息。父母不能因为生了孩子，就要求他必须都得听自己的安排。如果父母能够放下自己的权威，多站在孩子的角度去考虑问题，相信孩子会更乐意和父母分享他的一切。

现在越来越多的孩子报喜不报忧，心里有事也不愿意和父母去沟通，为什么？因为对他们来说，父母并不是值得信任的人。父母没有真正了解孩子需求，走进孩子的心里，又怎么能够怪孩子遇事不和自己沟通呢？大多数父母都认为很了解自己的孩子，可事实上多数孩子却觉得父母根本不懂自己。因为每次孩子没有按照父母的意愿去做事时，他们总是不断地指责和训斥，在他们的主观世界里，孩子就是做错了。和孩子相处父母不能摆架子，想真正了解孩子的内心世界，必须放下权威，否则孩子只会离父母越来越远。

尊重和理解让孩子成长更轻松

现在的父母对孩子的要求越来越高，方式越来越严。孩子一不如自己的意就揪住错误不放，批评、训斥，摧残孩子的自信。孩子出现自虐这样的现象大部分原因都是家庭引起的。父母长时间的数落孩子，遭受家庭暴力，没有自主选择权，被压抑等，这些都容易让孩子感到情绪不安，抑郁等。长时间如此，孩子的内心变得复杂，渐渐封闭自己的思想，变得不爱交流，这样下去孩子就会得抑郁症、自虐症等。

孩子犯错时，家长要克制自己的冲动，不要让孩子当众出丑，注意批评的场合，别让孩子太难堪。学会换位思考是每个家长都应该要学会的方式。父母都需要明白，孩子的成长不是一蹴而就的，需要循序渐进，慢慢累积。每个人都希望被尊重，孩子也一样。只要多一点沟通和尊重，孩子的成长就会变得更轻松。别忘了，父母的正面教育远远大于负面教育。

爱是一门艺术，愿我们的爱都能滋润着孩子更幸福快乐地成长，而不是让这份爱成为孩子的负担和烦恼。

慢下脚步，和孩子一起成长

2020年是特殊的一年，新冠疫情的到来，让我们都放慢了脚步，可以从繁忙的日子中剥离出来，重新审视生命，思考人生的价值。对于我来说也是如此，此书的撰写，正是趁着疫情带来的闲暇，终于告一段落。

看来，凡事都有两面性。就拿孩子来说，家长普遍反映没有上学的日子孩子的身体状况较以前好了很多，心情好了，生病也少了。我想，除了可以免于平时上课密切接触引起的交叉感染，还有一个很重要的原因是孩子们的生活节奏慢下来了，就像学走路，慢下脚步自然会少摔很多跟斗。

其实，对于父母来说，需要思考的是：我们总是习惯于奔跑，不仅如此，我们还要让孩子跟上我们的步伐，牵着孩子的手一起奔跑，当孩子摔倒了，我们会责备他们拖慢了我们的脚步，而不是去思考是不是自己跑得太快了，带乱了孩子的节奏。

所谓的育儿过程，对父母来说是一场修行，也是父母自我成长和提升的过程。当我们试着放慢脚步，试着去了解孩子，我们会发现自己还需要学习的东西有很多：如何给孩子好的生活方式，怎么帮孩子防治疾病，如何走进孩子的内心……只有通过学习，我们才能摆脱现实带给我们的焦虑，才能给孩子树立一个最好的榜样。

在这里，我要感谢我的女儿，她让我更加理解父亲这个角色的意义，也让我有了完成此书的动力。作为陪伴女儿成长的见证，希望本书对于同为父母的你们有所启发和帮助。

最后，祝愿所有的父母不再焦虑，所有的孩子都能健康成长！

周明亮

2020年7月于北京